瑜伽

辅助手法图谱

YOGA THERAPY

U0391275

登 峰 编著

天津出版传媒集团

天津科技翻译出版有限公司

图书在版编目(CIP)数据

瑜伽辅助手法图谱/登峰编著. —天津:天津科
技翻译出版有限公司,2020.3
 ISBN 978 - 7 - 5433 - 3980 - 4

Ⅰ.①瑜…　Ⅱ.①登…　Ⅲ.①瑜伽 - 图像　Ⅳ.
①R793.51 - 64

中国版本图书馆 CIP 数据核字(2019)第 246812 号

出　　　版:天津科技翻译出版有限公司
出 版 人:刘子媛
地　　　址:天津市南开区白堤路 244 号
邮政编码:300192
电　　　话:(022)87894896
传　　　真:(022)87895650
网　　　址:www. tsttpc. com
印　　　刷:北京博海升彩色印刷有限公司
发　　　行:全国新华书店
版本记录:710mm×1000mm　16 开本　16.25 印张　280 千字
　　　　　2020 年 3 月第 1 版　2020 年 3 月第 1 次印刷
　　　　　定价:78.00 元

前　言

　　首先感谢求实瑜伽团队，是在他们的大力支持下本书才得以顺利完成。本书是结合本人多年瑜伽理疗经验而写，在使用本书介绍相关理疗技术之前，十分有必要学习运动解剖学知识，这样才能够掌握其中技巧。

　　在理疗方法以及工具的使用上，需要根据老师的特点与学生当时的情况而定，不可一味模仿，如不知其中的奥妙，就可能忽视了理疗最本质的意义，即学生的感受。

　　我希望给读者提供的不仅仅是技术上的参考，更多的是对瑜伽理疗课程的整体认知，能够从"连接"概念上来提供理疗帮助。

　　针对本书给出以下几条使用建议：

　　1.除了被动松解以外，任何辅助的手法及工具，都是帮助学生建立感知，正确启动肌肉，使骨骼回到正确的位置，并且在正确的模式下运动。禁止生拉硬拽，强迫肌肉伸展或者关节运动！要知道，带有感知的主动调整，才是理疗的根本目的。

　　2.所有的调整都与呼吸相关。

　　3.不管动作是否正确，只要学生有任何不舒适，都要马上退出动作。

　　4.松解不是目的，练习才是根本。

　　5.因为拍摄角度的问题，实际操作表现可能与图片有一定差别，因此可根据老师自身情况加以调整。

　　6.本书涉及理疗动作的视频指导教程以二维码的形式，提示在每一章节下方，如有疑问可以扫码观看。

编者

2019 年 10 月

特别鸣谢

感谢本书拍摄期间辛苦的摄影师：崔亚，是他精心的拍摄帮助我把脑海中有关理疗的知识以图片的形式展现。

感谢本书的模特：马香、书彩、小雪，是她们努力的付出使复杂的动作得以清晰展现。

感谢本书的审校：刘荣芳女士，是她的认真使得我可以避免文字上的错误。

最后，感谢我的家人，是她们给我温暖的家庭，使我有源源不断的力量在瑜伽之路上走下去。

目　录

脚踝手法

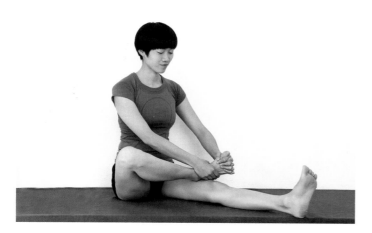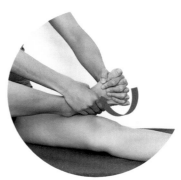

目的：活化脚趾、足弓，激活脚底神经。

作用：踝关节、跗骨间关节、跗跖关节、跖骨间关节、跖趾关节、趾关节。

理疗：足踝疼痛、习惯性崴脚、膝关节问题、腰椎问题。

注意：循序缓慢进行，保持对脚趾的感知。

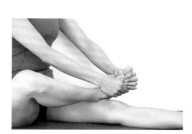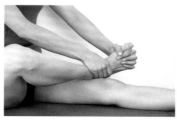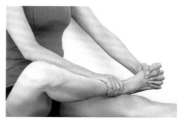

步骤一：

1.右手握住脚趾下端。

2.左手指与脚趾互扣，顺时针、逆时针旋转。

步骤二：

1.右手握住脚背中段。

2.左手指与脚趾互扣，顺时针、逆时针旋转。

步骤三：

1.右手握住脚踝上方。

2.左手指与脚趾互扣，顺时针、逆时针旋转。

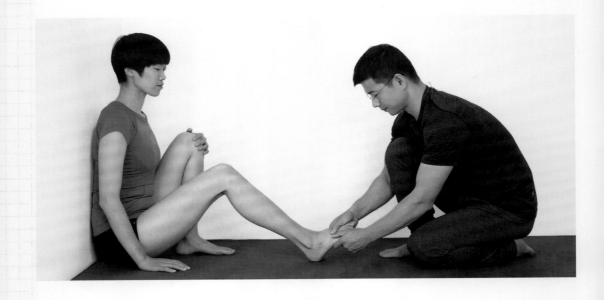

目的：活化跖骨间关节、足弓,激活脚底神经。

作用：跖骨间关节。

理疗：足弓塌陷、习惯性崴脚、膝关节问题、腰椎问题。

注意：循序缓慢进行,脚背每一个跖骨都要松动。

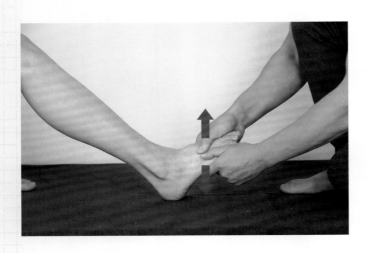

步骤：

1.双手捏住脚背跖骨上下交错
　推动。

2.由上到下多次进行。

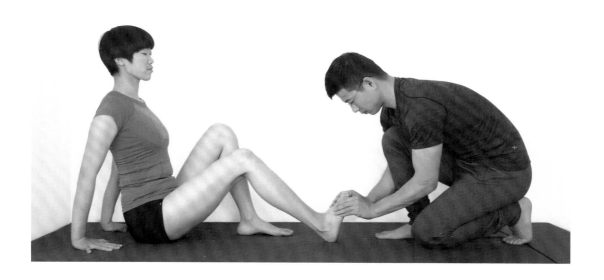

目的：活化跖骨间关节、足弓，激活脚底神经。

作用：跖趾关节。

理疗：足横弓塌陷、习惯性崴脚、膝关节问题、腰椎问题。

注意：循序缓慢进行，2、3 跖骨要被完全顶出来。

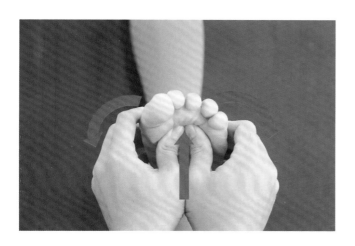

步骤：

1.双手将跖趾关节向两侧拉开。

2.大拇指将第 2、3 跖骨向上顶出。

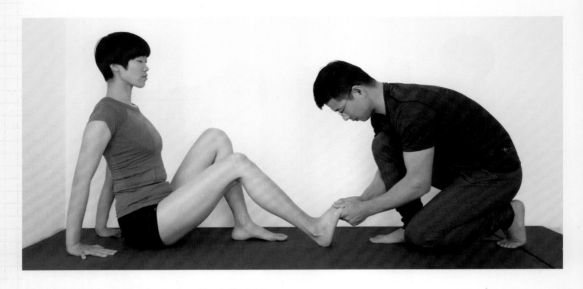

目的：活化跖趾关节、足弓,激活脚底神经。

作用：跖趾关节。

理疗：足弓塌陷、习惯性崴脚、膝关节问题、腰椎问题。

注意：循序缓慢进行,必须先将跖趾关节拉开,再将2、3跖骨向上顶出。

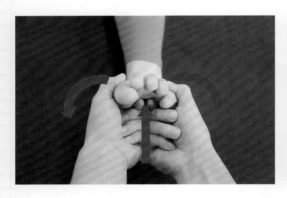

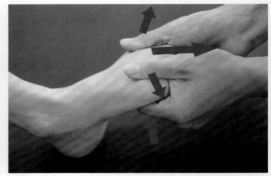

步骤：

1.双手大拇指将脚背跖骨向两侧、向后两个方向拉开。

2.同时双手示指外侧将2、3跖骨向上顶出。

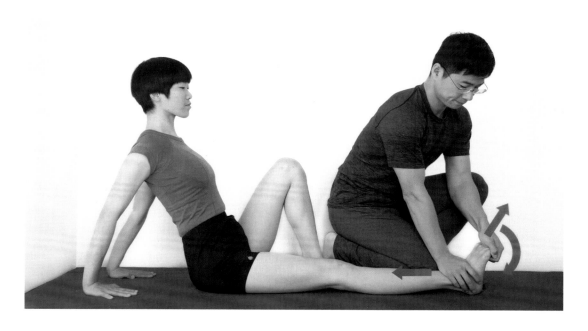

目的：活化跖趾间关节、足弓,激活脚底神经。

作用：跖趾关节。

理疗：足横弓塌陷、习惯性崴脚、膝关节问题、腰椎问题。

注意：循序缓慢进行,将脚趾向下卷动。

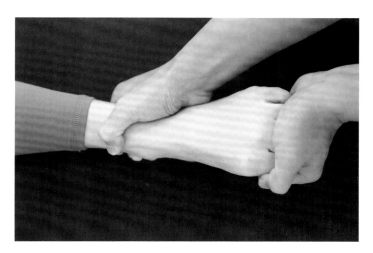

步骤：

1.右手固定脚踝,并且向上推
 动。

2.左手将跖趾关节拉开后,向
 下卷动。

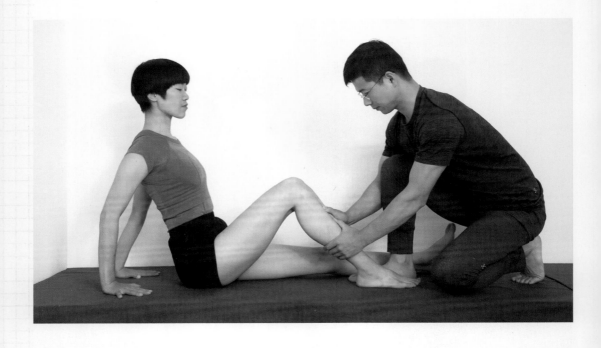

目的：松解小腿后、内、外侧肌肉，增加脚踝活动范围。

作用：小腿肌肉。

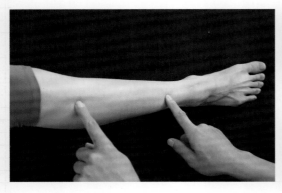 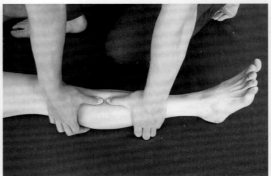

温馨提示：内容接下页

理疗：足横弓塌陷、习惯性崴脚、膝关节问题、腰椎问题。

注意：所有手法都要点压在骨膜上，也可以用工具辅助点压。

步骤：找到小腿胫骨内侧、外侧，小腿后方中线，小腿外侧中线，从上至下点压。

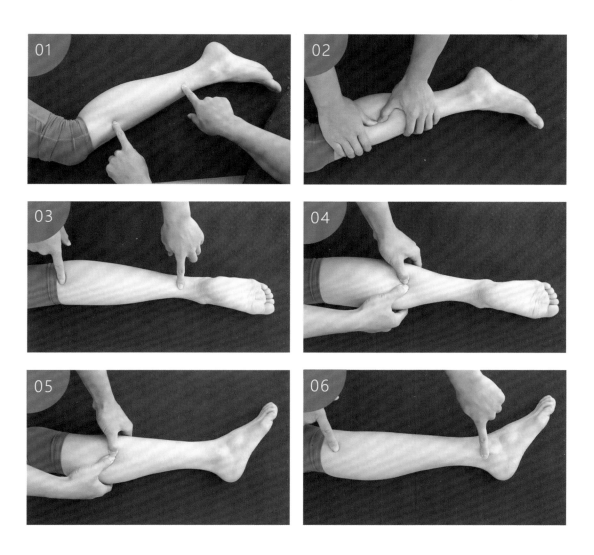

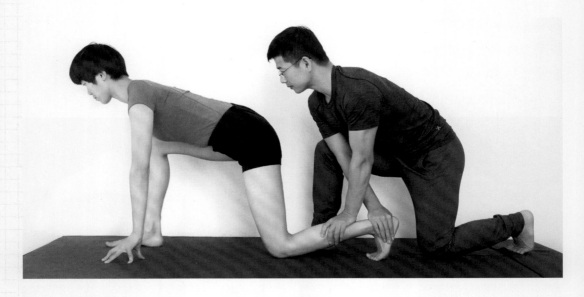

目的：松解跟腱筋膜，为距下关节、踝关节滑动创造空间。

作用：跟腱、距下关节、踝关节。

理疗：足踝、跟骨疼痛、足弓塌陷、膝关节问题、腰椎问题。

注意：循序缓慢进行，双手要将皮肤握住，使皮肤与肌腱产生滑动。

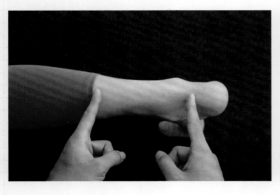
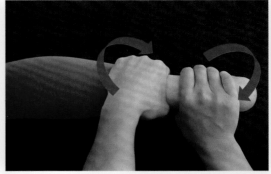

步骤：

1.左右手握住脚踝。

2.双手向两个方向拧动皮肤，如同拧毛巾。

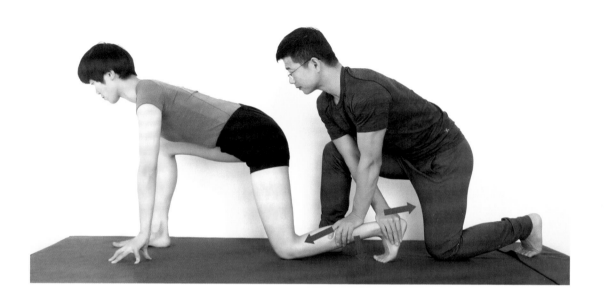

目的：松解跟腱筋膜，为距下关节、踝关节滑动创造空间。

作用：距下关节、踝关节。

理疗：足踝、跟骨疼痛、足弓塌陷、膝关节问题、腰椎问题。

注意：循序缓慢进行，双手分别向两侧推动创造空间后，再将左手向下压，使距骨向后滑动。

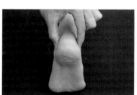 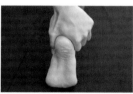 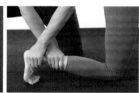 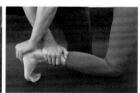

步骤：

1.左手将小腿向前向下推动。

2.卡住脚跟向后推动。

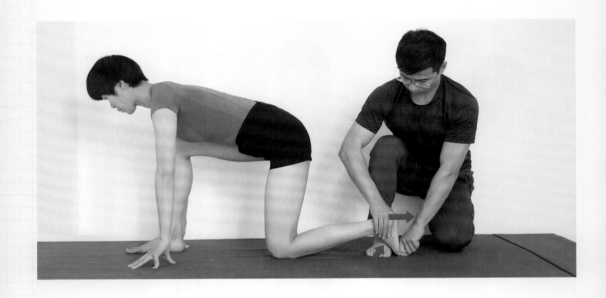

目的：松解跖趾、松解距跟关节,建立横弓。

作用：踝、跖趾关节、横弓。

理疗：足踝、跟骨疼痛、足弓塌陷、膝关节问题、腰椎问题。

注意：循序缓慢进行,右脚在下方固定,右手创造脚踝的空间,左手向下强化横弓。

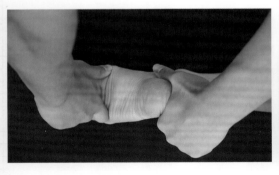
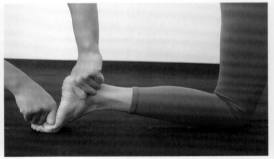

步骤：

1.右脚垫在学生脚背。

2.右手卡住脚跟向后推动。

3.左手将大脚趾、小脚趾下方关节向下推。

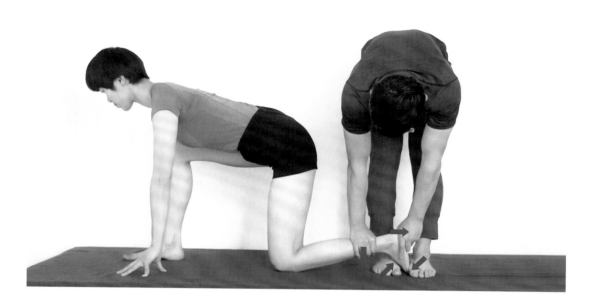

目的：松解距下关节、踝关节，使胫骨下端向前滑动，增加跖屈角度同时建立横弓。

作用：距下关节、踝关节。

理疗：足踝、跟骨疼痛、足弓塌陷、膝关节问题、腰椎问题。

注意：循序缓慢进行，右脚固定，防止跖屈角度减小，脚趾正面疼痛属于正常。

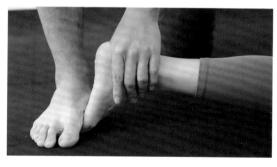 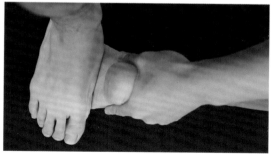

步骤：

1.右脚固定学生脚背，左脚踩住学生脚趾下方关节。

2.右手将小腿后侧向下压。

3.左手将脚跟向后推动。

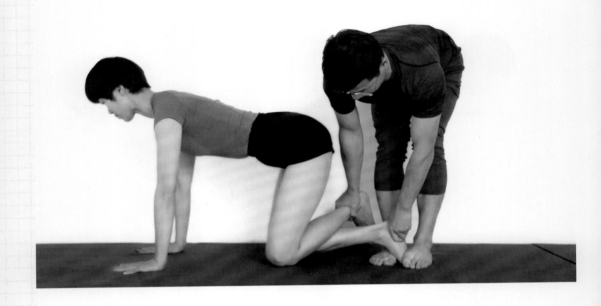

目的：松解小腿后侧筋膜、踝关节、跖趾关节。

作用：小腿、踝关节足弓。

理疗：足横弓塌陷、习惯性崴脚、膝关节问题、腰椎问题。

注意：循序缓慢进行，右手抓住学生左脚踝，将左小腿胫骨向下压于学生右侧小腿后方，强度根据学生忍受程度而定。

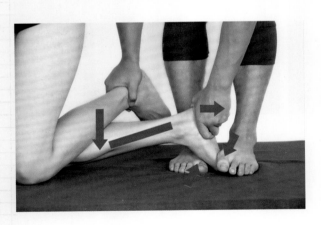

步骤：

1.右脚固定学生脚背。

2.左脚踩住学生跖趾关节。

3.左手将学生脚后跟向后拉。

4.右手将学生小腿由上向下依次下压。

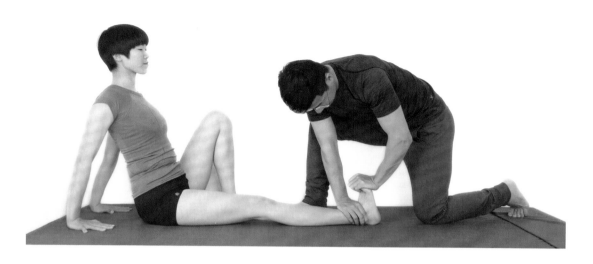

目的：松解小腿后侧筋膜，使距骨向后滑动，增加脚踝活动范围。

作用：距骨、踝关节。

理疗：习惯性崴脚、膝关节问题、腰椎问题。

注意：循序缓慢进行，双手协调，有节奏重复进行，力量允许时可使用快速顿挫力推动距骨。

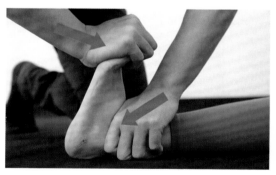

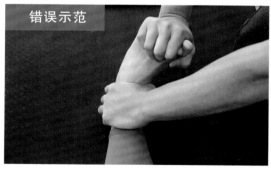

错误示范

步骤：

1.右手卡住学生距骨向脚跟方向推动。

2.左手将学生脚掌向大腿根部推动。

目的：松解小腿后侧筋膜,使距骨向后滑动,增加脚踝活动范围。

作用：距骨、踝关节。

理疗：习惯性崴脚、膝关节问题、腰椎问题。

注意：循序缓慢进行,双手协调,有节奏重复进行。

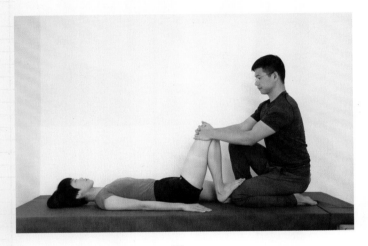

图一

步骤一(如图一)：

1.将学生足弓放在老师膝盖上方。

2.双手扣住学生膝盖往回有节奏拉动。

步骤二(如图二)：

1.将学生足弓放在老师膝盖上方。

2.左手将学生膝盖往回拉动。

3.右手将学生距骨向地面推动。

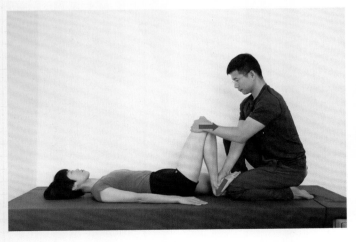

图二

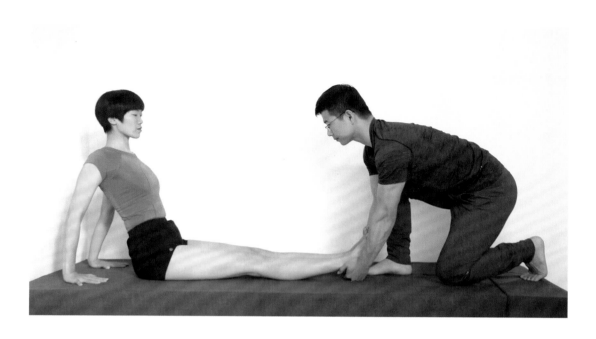

目的：将外踝向上推动，使腓骨正位。

作用：腓骨。

理疗：习惯性崴脚、膝关节问题、腰椎问题。

注意：循序缓慢进行，双手协调有节奏发力。

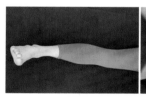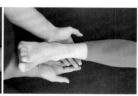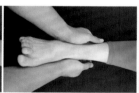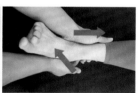

步骤：

1.左手小鱼际将外踝向上推。

2.右手小鱼际将跟骨内侧向下、向外拉动。

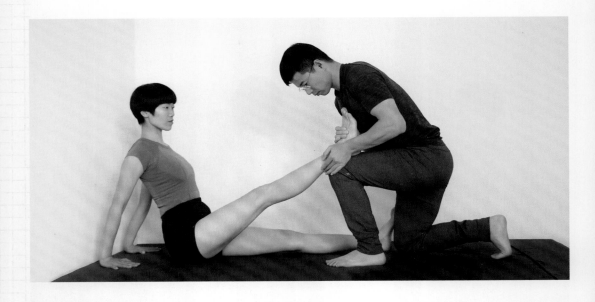

目的：将外踝向上推动，使腓骨正位。

作用：腓骨。

理疗：习惯性崴脚、膝关节问题、腰椎问题。

注意：循序缓慢进行，双手协调有节奏发力。

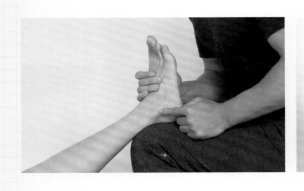 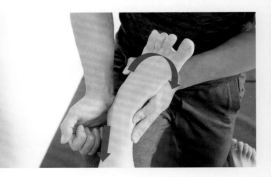

步骤：

1.左手将脚踝内翻，使外踝突出，便于右手定位。

2.右手小鱼际将外踝向上推。

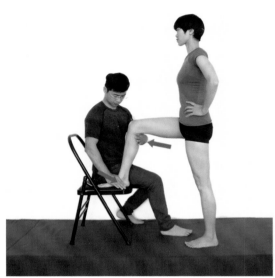 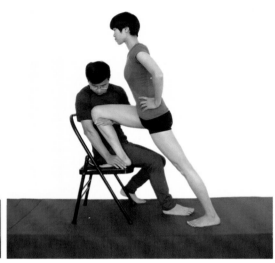

目的：建立脚踝与膝盖协调功能。

作用：脚踝、膝关节。

理疗：习惯性崴脚、膝关节问题、腰椎问题。

注意：循序缓慢进行，每次伸展后再手法松解效果会更好。老师发力时，要与学生动作
配合。

步骤：

1.学生单腿踩住椅子。

2.老师右手卡住学生脚踝，左手在膝关节后侧。

3.老师右手向学生对侧脚趾方向推动，左手将学生膝关
节后侧向前推送。

4.学生配合老师重心前移至椅子，反复进行多次。

脚踝训练

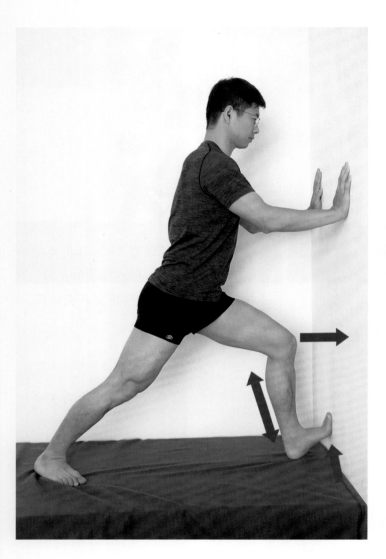

目的：
伸展小腿后侧，增加脚踝灵活性。

作用：
脚踝。

理疗：
习惯性崴脚、膝关节问题、腰椎问题。

注意：
循序缓慢进行，每次伸展后再手法松解效果会更好。伸展时，需要配合呼吸进行。

步骤：

1.身体成弓步，最大限度回勾脚背，前脚掌踩住墙面。

2.同时重心向前移,膝盖尽量靠近墙面。

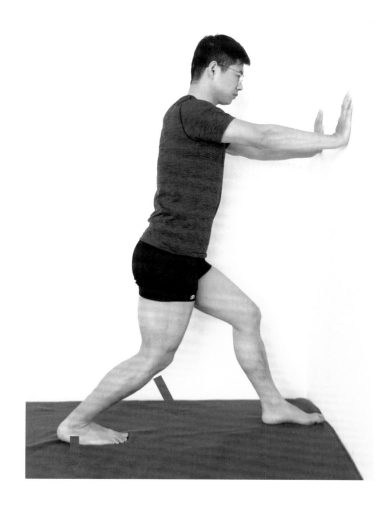

目的：
伸展小腿后侧，增加脚踝灵活性。

作用：
脚踝。

理疗：
习惯性崴脚、膝关节问题、腰椎问题。

注意：
循序缓慢进行，每次伸展后再手法松解效果会更好。伸展时，需要配合呼吸进行。

步骤：

1.身体成弓步，最大限度回勾脚背，前脚掌踩住地面。

2.同时重心向前移，膝盖尽量靠近墙面。

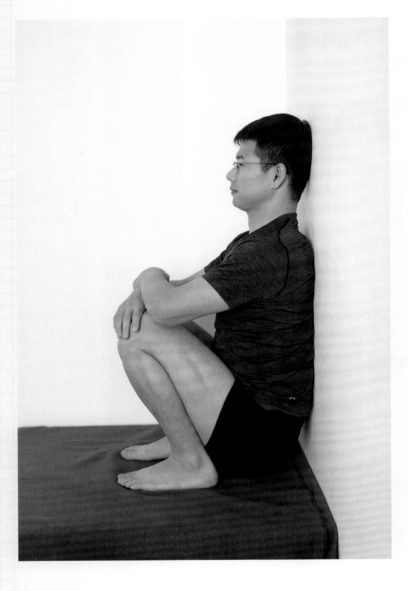

目的：
伸展小腿后侧，建立
踝、膝、髋关节协调功
能。

作用：
脚踝、膝盖、髋关节。

理疗：
习惯性崴脚、膝关节问
题、腰椎问题，下蹲受
限。

注意：
循序缓慢进行，可以从
膝关节 90°靠墙下蹲开
始，慢慢蹲至极限，脚
跟距离墙面位置根据
实际情况调整，距离墙
面越近，难度越大。

步骤：

1.双脚外侧要平行，与骨盆同宽。

2.身体靠墙站立。

3.脚跟不离开地面下蹲。

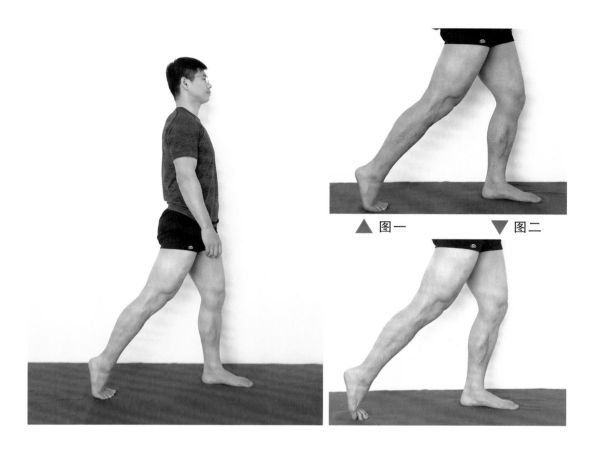

▲ 图一   ▼ 图二

目的：增加脚趾屈曲能力，减轻屈髋肌群、膝关节压力。

作用：跖趾关节，脚底力量。

理疗：习惯性崴脚、膝关节问题、腰椎问题。

注意：保持对脚趾的感知，动态进行。

步骤：

1.图一模仿迈步动作，注意力在后脚脚趾蹬地感觉。

2.图二脚趾抓地发力，同时重心向前移动。

3.至重心完全过渡到前脚，退回图一重复进行。

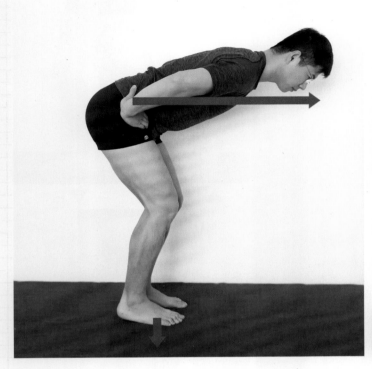

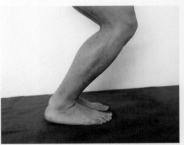

目的：
增加脚趾稳定功能，启动核心稳定肌群。

作用：
脚趾，核心启动。

理疗：
习惯性崴脚、膝关节问题、腰椎问题。

注意：
循序缓慢进行，保持脚跟不离开地面，身体重心尽量向前，先启动脚趾抓地，再将重心前移。

步骤：

1.双脚与骨盆同宽，脚趾向前，膝盖微屈 30°。

2.双手扶髋，屈髋 90°。

3.脚趾抓地，身体重心前移。

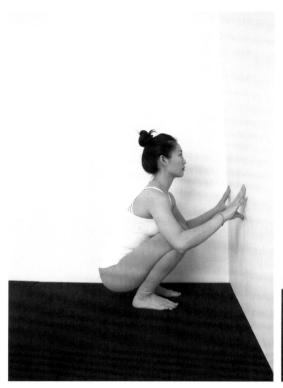 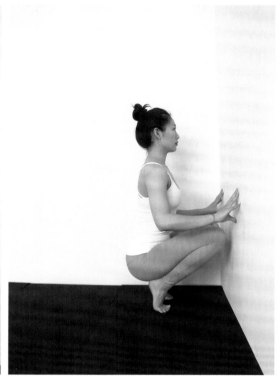

目的：增加足踝、膝关节、髋关节协同工作能力。

作用：脚踝、膝盖、髋关节。

理疗：习惯性崴脚、膝关节问题、腰椎问题。

注意：只有前脚掌以及脚趾发力，身体尽量保持稳定。

步骤：

1.面对墙下蹲，双手扶住墙面保持稳定。

2.脚趾发力，脚跟上提。

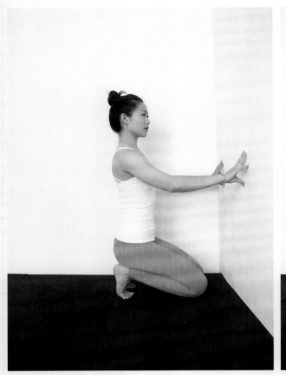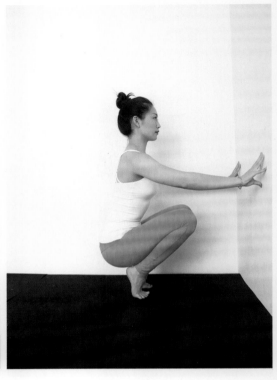

目的：增加足踝、膝关节、髋关节协同工作能力。

作用：脚踝、膝盖、髋关节。

理疗：习惯性崴脚、膝关节问题、腰椎问题。

注意：膝盖上下运动,身体高度不变。

步骤：

1.面对墙下蹲,双手扶住墙面,保持稳定。

2.脚趾发力,膝盖向上靠近胸膛。

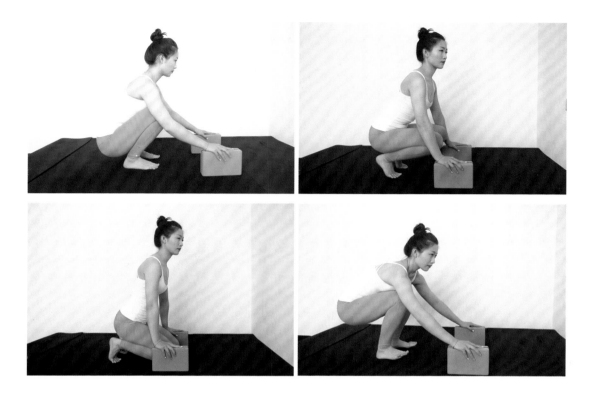

目的：增加足踝、膝关节、髋关节协同工作能力。

作用：脚踝、膝盖、髋关节。

理疗：习惯性崴脚、膝关节问题、腰椎问题。

注意：把双脚想象成圆形，在地面来回滚动。

步骤：

1.双脚与骨盆同宽，脚趾向前。

2.下蹲，双手扶住木砖。

3.重心前后移动。

3

膝关节手法

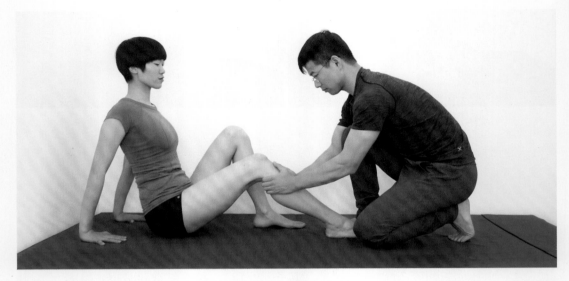

目的：松解膝盖后侧肌群，创造动脉空间，促进血液循环。

作用：膝关节。

理疗：膝关节问题、腰椎问题。

注意：避免用指甲划伤学生，手指要有力。

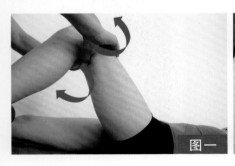
图一

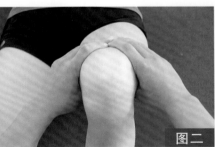
图二

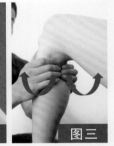
图三

步骤：

1.图一、图二双手四指将小腿中间肌肉向下、向两侧分拉。

2.图三双手大拇指在大腿下端中间将小腿中间的肌肉向上、
   向两侧分推。

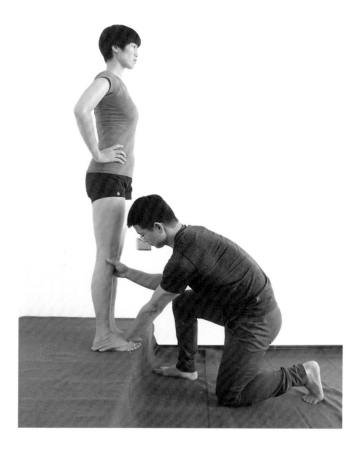

目的：
伸展小腿后侧，增加脚踝灵活性。

作用：
脚踝。

理疗：
习惯性崴脚、膝关节问题、腰椎问题。

注意：
循序缓慢进行，每次伸展在手法松解后效果更好，同时伸展需要配合呼吸进行。

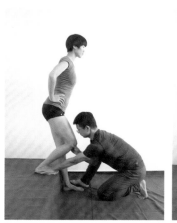 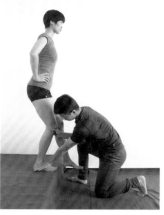

步骤：
1. 身体成弓步，最大限度回勾脚背，前脚掌踩住地面。
2. 同时重心向前推，膝盖尽量靠近地面。

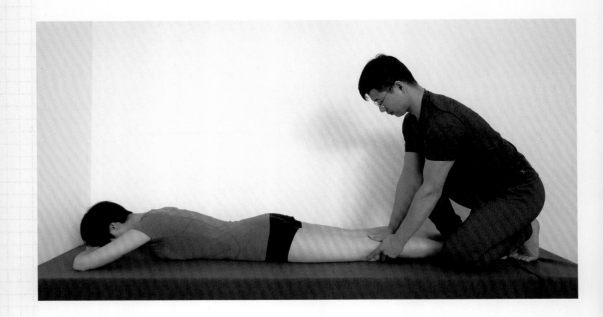

目的：松解髌骨、促进血液循环。

作用：膝关节。

理疗：膝关节问题。

注意：缓慢有节奏进行若干次。

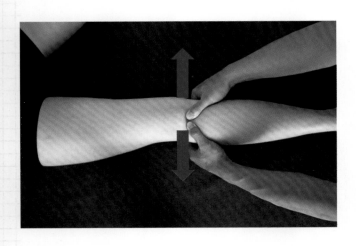

步骤：

1.双手大拇指点按膝盖后侧中间。

2.双手大拇指向两侧分推。

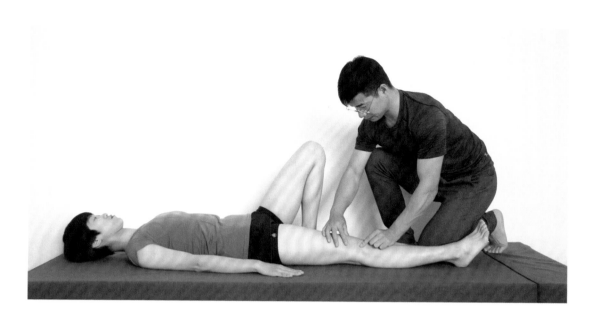

目的：松解髌骨，针对髌骨位置过度靠上导致的疼痛。

作用：膝关节。

理疗：膝关节问题。

注意：右手向下压住，不能出现搓皮情况，缓慢有节奏地进行。

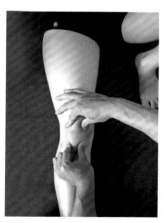 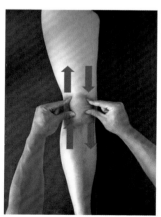

步骤：

双手示指、大拇指，交替从髌骨侧面挤压。

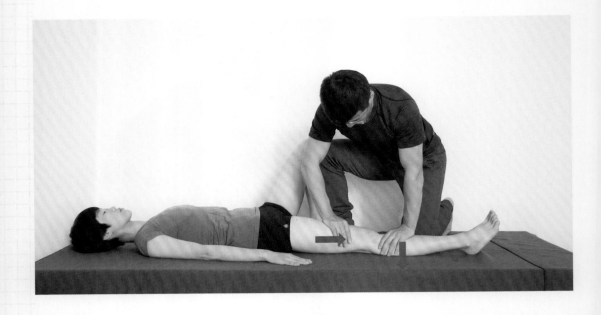

目的：松解髌骨,针对髌骨位置过度靠上导致的疼痛。

作用：膝关节。

理疗：膝关节问题。

注意：右手向下压住,不能出现搓皮情况,缓慢有节奏地进行。

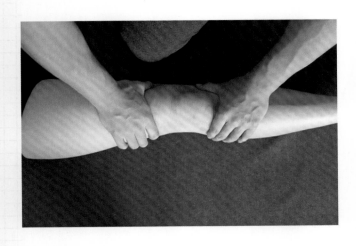

步骤：

1.左手向下固定胫骨。

2.右手将膝关节上方肌肉快速向 下推动 3~5 次。

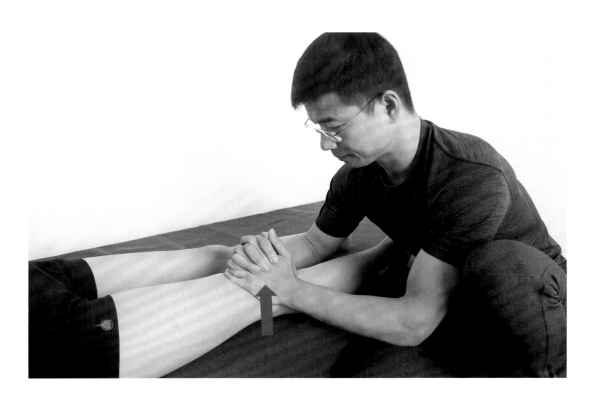

目的：松解髌骨，针对髌骨与股骨太紧导致摩擦疼痛。

作用：膝关节。

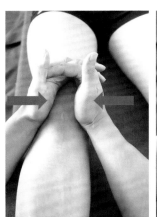 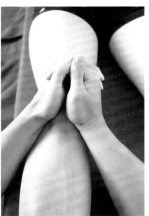

理疗：

膝关节问题。

注意：

双手卡住髌骨边缘，不能出现搓皮情况,缓慢有节奏地进行。

步骤：

1.双手小鱼际夹住髌骨。

2.双手向天花板方向提。

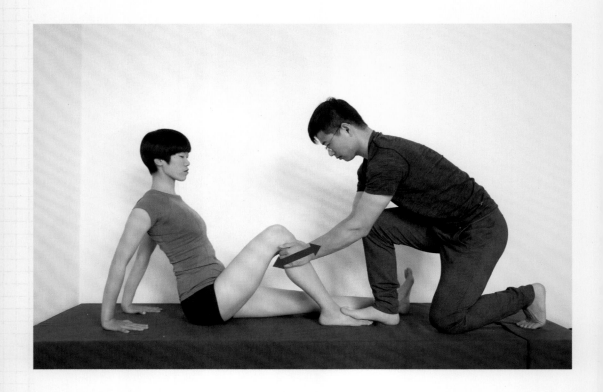

目的：松解膝关节。

作用：膝关节。

理疗：膝关节问题。

注意：学生身体保持稳定。

步骤：

1.学生屈单膝。

2.老师右脚固定学生脚背。

3.老师双手握住学生胫骨上端，发力前后晃动。

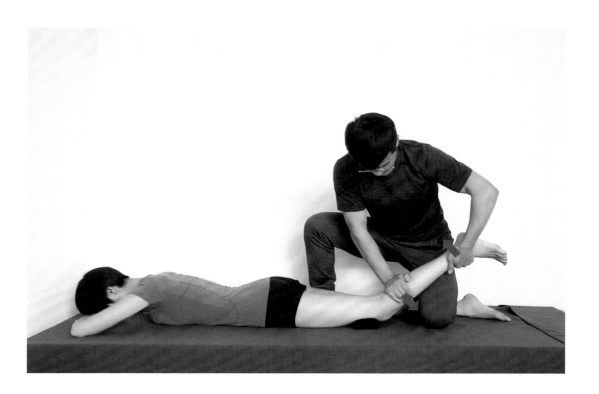

目的：松解膝关节。

作用：膝关节。

理疗：膝关节问题。

注意：老师双手协调发力，力量均匀。

步骤：

1.将学生膝盖下方放置毛巾卷支撑。

2.老师将小腿后侧向下推送。

3.老师握住脚踝向上拉动。

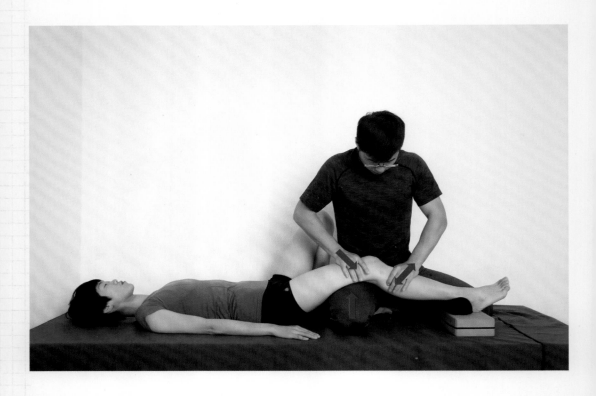

目的：松解膝关节。

作用：膝关节。

理疗：膝关节问题。

注意：学生腿不要放松,脚踝下方要有支撑。

步骤：

1.老师将学生大腿后侧垫高。

2.右手固定膝盖上方。

3.左手将胫骨上端向下推动,反复 3~8 次。

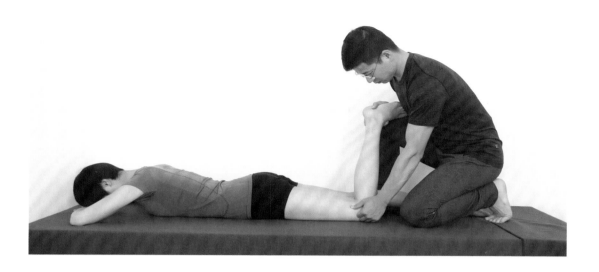

目的：松解膝关节外侧髂胫束、股二头肌下端。

作用：膝关节。

理疗：髂胫束摩擦导致膝关节外侧疼痛。

注意：老师要点压至骨膜,学生同时做屈伸膝盖的动作。

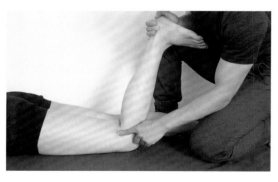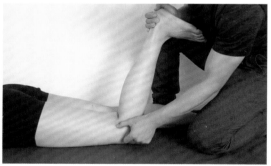

步骤：

1.将左手大拇指压至学生股二头肌与髂胫束之间的缝隙里。

2.右手摇晃学生脚踝,做膝关节运动反复 3~8 次。

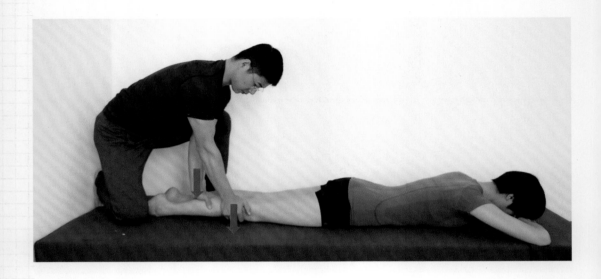

目的：调整胫腓关节位置。

作用：胫腓关节。

理疗：膝关节外侧疼痛。

注意：学生完全放松，老师手法力量均匀。

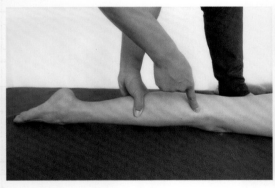 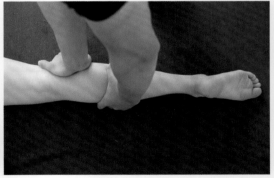

步骤：

1.左手将学生小腿固定。

2.右手将腓骨小头向前向下推动 2~8 次。

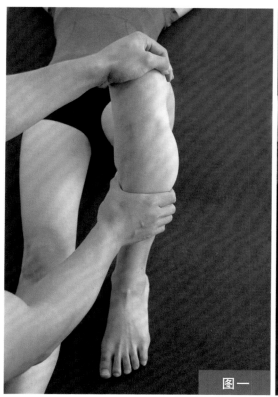
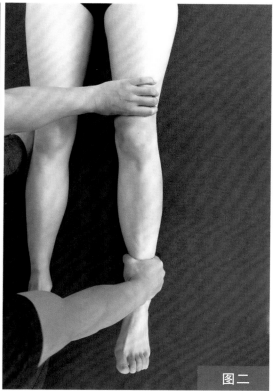

图一　图二

目的:调整膝关节屈伸膝胫骨旋转模式。

作用:膝关节。

理疗:膝关节疼痛。

注意:膝关节在极限屈曲时胫骨有 15°的内旋角度,伸直膝盖则还原。

步骤:

1.在学生膝关节屈曲过程中(图一),左手固定膝关节,右手
　将小腿向内旋转。

2.在学生膝关节伸展时(图二),将小腿向外旋转。

注:图一、图二为一组连贯动作,重复 3~8 次。

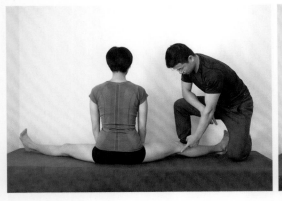 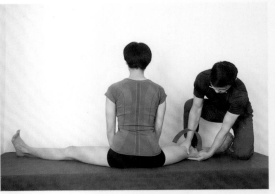

目的：调整股骨下端与胫骨的位置，使腿变直变长。

作用：膝关节。

理疗：膝关节疼痛、X 形腿。

注意：学生股骨向回塞入髋关节，脚跟向远蹬，为下关节创造调整的空间。

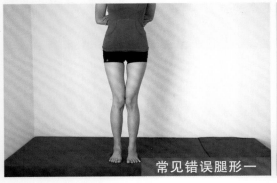 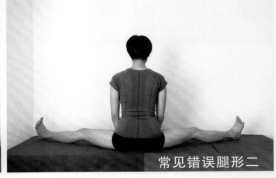

常见错误腿形一　　　　　　　　　　　常见错误腿形二

步骤：

1.学生坐角式准备。

2.找到膝盖外侧凹陷。

3.大腿外旋，外侧凹陷尽量向下压老师手指。

4

膝关节活化

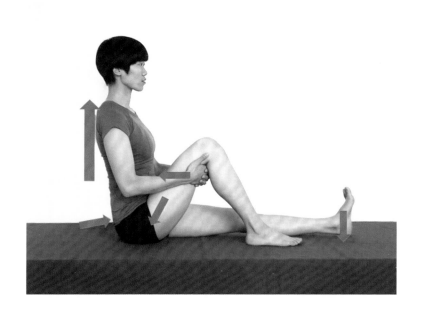

目的：
活化膝关节,建立力量。

作用：
膝关节。

理疗：
膝关节问题。

注意：
1.身体稳定不能驼背，
　始终保持髋关节回
　塞的力量。
2.动态配合呼吸进行
　10~20次。

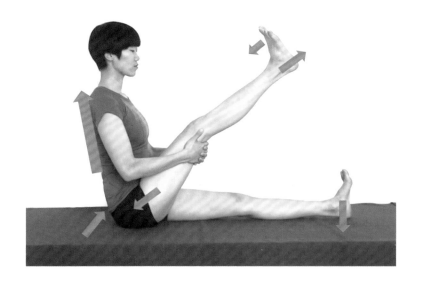

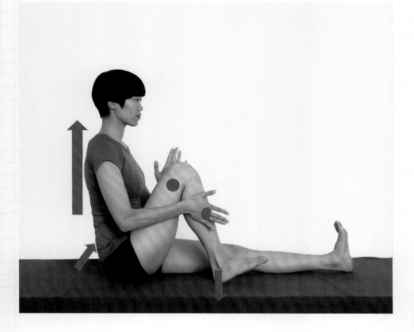

目的：
激活膝关节,建立力量。

作用：
膝关节。

理疗：
膝关节问题。

注意：
1.身体稳定不能驼背,始终保持髋关节回塞的力量。
2.大腿内侧与左手相互拮抗,小腿外侧与右手相互拮抗。
3.同时保持脚跟推地面前后滑动。

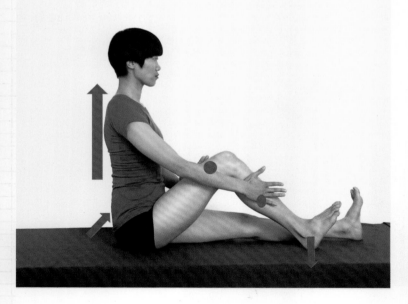

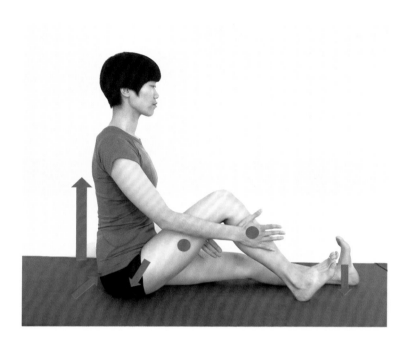

目的：

激活膝关节,建立力量。

作用：

膝关节。

理疗：

膝关节问题。

注意：

1. 身体稳定不能驼背,始终保持髋关节回塞的力量。

2. 大腿内侧与左手相互拮抗，小腿外侧与右手相互拮抗。

3. 同时屈伸膝盖,练习10~20次。

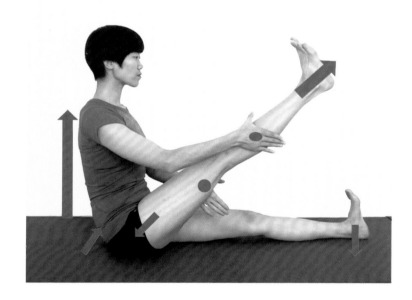

41

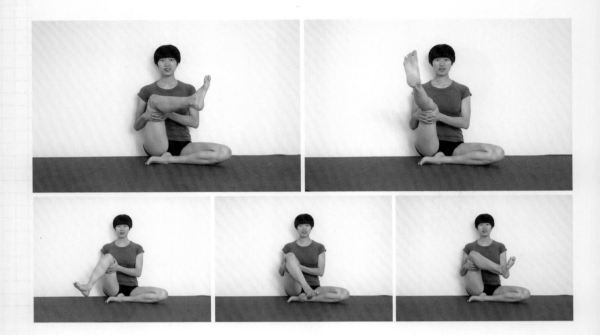

目的：

活化膝关节。

作用：

膝关节。

理疗：

膝关节微循环不畅。

注意：

1.身体稳定不能驼背,始终保持髋关节回塞的力量。

2.双手稳定膝盖,小腿配合呼吸环绕。

3.同时保持脚跟推地,前后滑动。

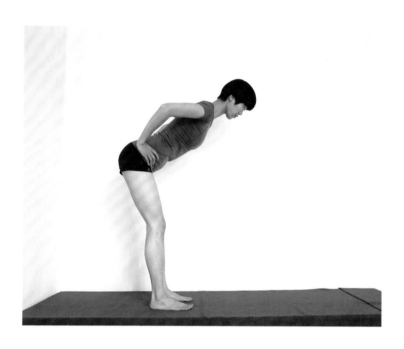

目的：
建立髋、膝、踝的正确运动模式。

作用：
髋、膝、踝关节。

理疗：
膝关节、腰部疼痛。

注意：
1. 先屈髋，再将脚踝前方向后推，最后屈膝。
2. 髋关节向后，胫骨向前，为下蹲创造更多空间。
3. 整个过程配合呼吸和感知进行 10~20 次。

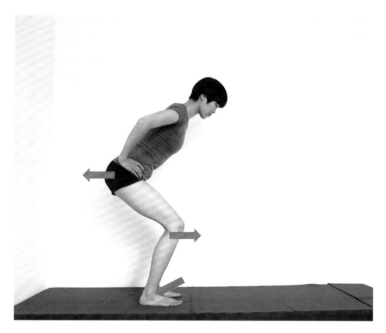

膝关节辅助工具

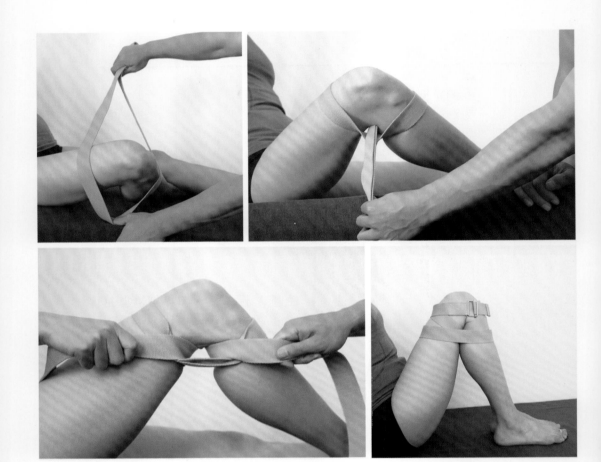

目的：创造膝关节"外"侧空间，稳定膝关节，避免开髋造成膝关节代偿。

作用：膝关节。

理疗：膝关节外侧疼痛。

注意：

1.可在屈膝开髋时使用伸展带以此方法固定膝盖，减少伤痛。

2.每次使用不可超过 5 分钟。

3.适用于卧鸽式、各种盘坐、束脚式、单腿背部伸展等体式。

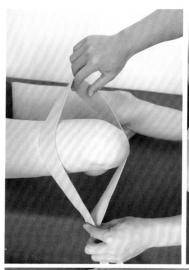
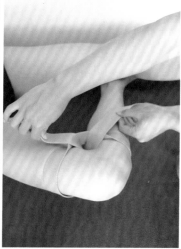
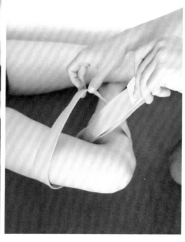

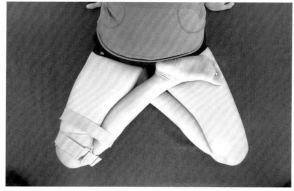

目的：
创造膝关节"内"侧空间,稳定膝关
节,避免开髋造成膝关节代偿。

作用：
膝关节。

理疗：
膝关节外侧疼。

注意：
1.可在屈膝开髋时使用此方法固定膝盖,减少伤痛。
2.每次使用不可超过 5 分钟。
3.适用于卧鸽式、各种盘坐、束角式、单腿背部伸展等体式。

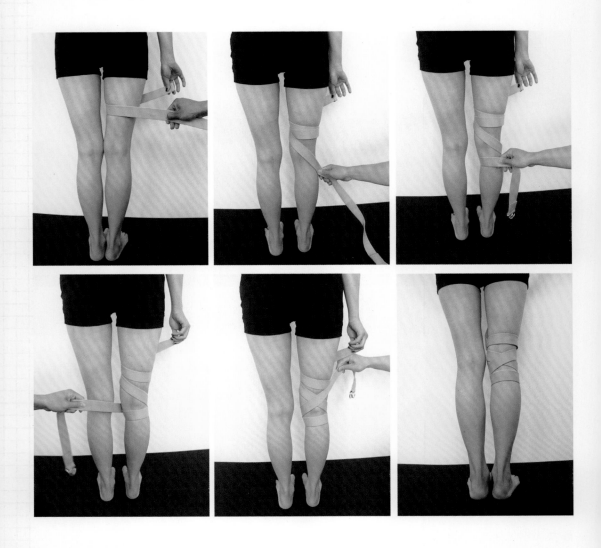

目的：维持膝盖稳定，修复膝盖损伤。

作用：膝关节。

理疗：膝关节内、外、后侧疼痛。

注意：伸展带不可太紧，以免阻碍血液循环。

步骤：见上图。

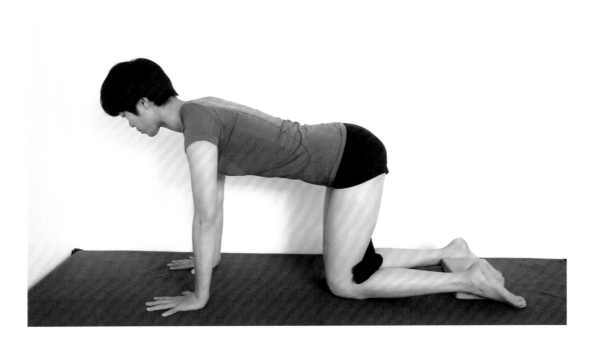

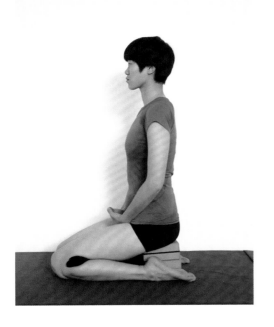

目的：创造膝关节"后"侧空间。

作用：膝关节。

理疗：膝关节疼痛。

注意：

1.将同手腕粗细的毛巾卷置于膝盖窝内。

2.身体下坐使膝关节屈曲。

3.适用于跪坐、英雄坐等相关体式。

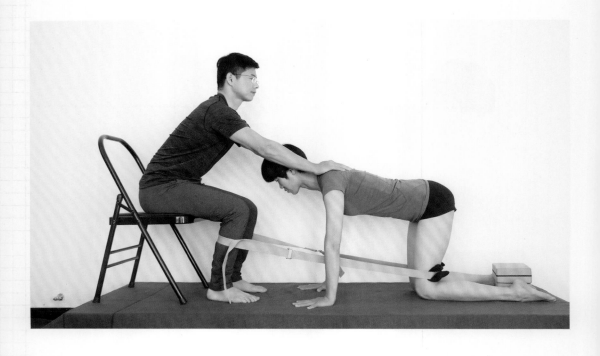

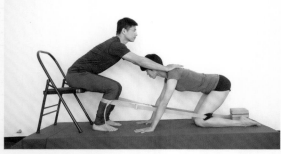

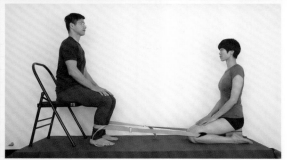

目的：创造膝关节"后"侧空间。

作用：膝关节。

理疗：膝关节疼痛。

注意：

1. 将同手腕粗细的毛巾卷置于膝盖窝内。

2. 将伸展带绕过下关节后向前拉动。

3. 保持伸展带的拉力，学生进入金刚坐体式。

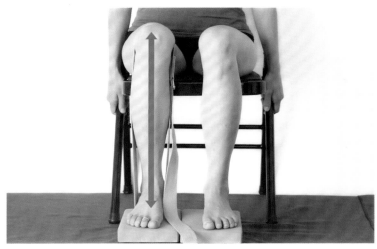 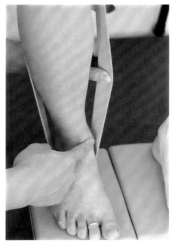

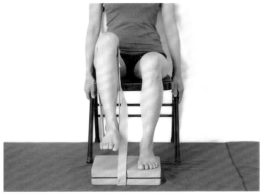

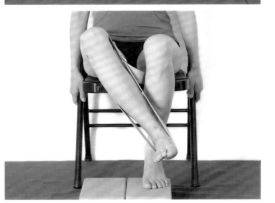

目的：稳定膝关节。

作用：膝关节。

理疗：膝关节疼痛。

注意：带子绕足弓，内外踝在带子中间。

步骤：

1. 学生屈膝坐在椅子上，膝盖略高于髋关节。

2. 用伸展带将足弓与膝盖环绕固定，寻找用小腿将带子撑开的感觉。

3. 保持骨盆稳定不动，做屈髋抬膝练习。

4. 保持骨盆稳定不动，做髋关节外旋练习。

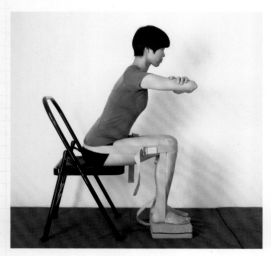

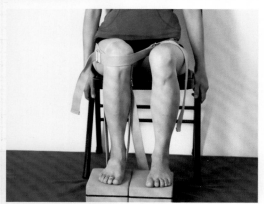

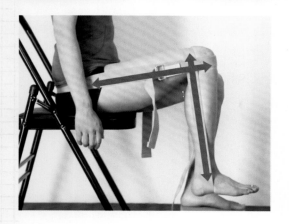

目的：

稳定膝关节。

作用：

膝关节。

理疗：

膝关节疼痛。

注意：

带子绕足弓,内外踝在带子中间。

步骤：

1. 学生屈膝坐在椅子上,膝盖略高于髋关节。

2. 用伸展带将足弓与膝盖环绕固定,寻找用小腿将带子撑开的感觉。

3. 用伸展带将膝盖下方与骨盆环绕固定,寻找用膝盖、骨盆、腿将带子撑开的感觉。

4. 保持骨盆稳定不动,做屈髋抬膝练习。

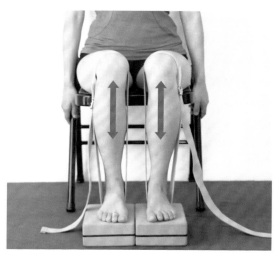 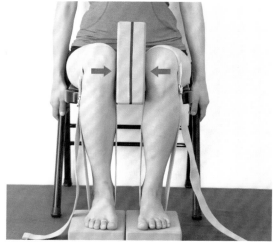

图一   图二

目的：稳定膝关节。

作用：膝关节。

理疗：膝关节疼痛。

注意：带子绕足弓,内外踝在带子中间。

步骤一(图一)：

1.学生屈膝坐在椅子上,膝盖略高于髋关节。

2.用伸展带将足弓与膝盖环绕固定,寻找用小腿将带子撑开的感觉。

步骤二(图二)：

1.学生屈膝坐在椅子上,膝盖略高于髋关节。

2.用伸展带将足弓与膝盖环绕固定,寻找用小腿将带子撑开的感觉。

3.找到大腿外侧向内夹砖的感觉。

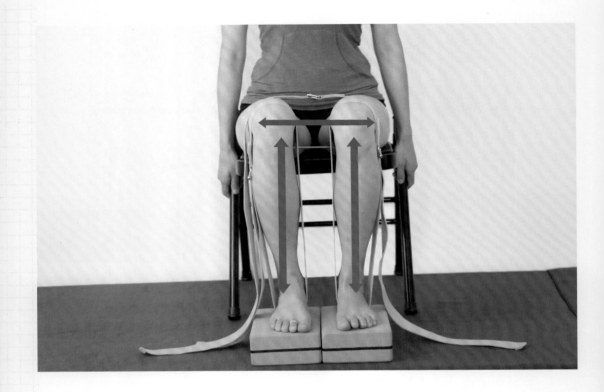

目的：稳定膝关节。

作用：膝关节。

理疗：膝关节疼痛。

注意：带子绕足弓，内外踝在带子中间。

步骤：

1.学生屈膝坐在椅子上，膝盖略高于髋关节。

2.用伸展带将足弓与膝盖环绕固定，寻找用小腿将带子撑开的感觉。

3.找到用大腿内侧向外撑伸展带的感觉。

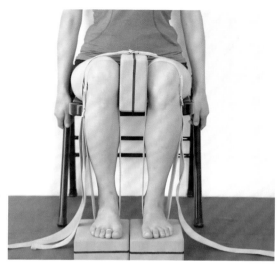
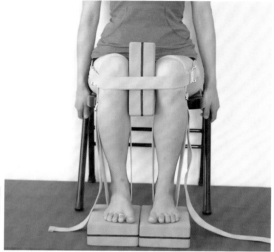

图一   图二

目的：稳定膝关节。

作用：膝关节。

理疗：膝关节疼痛。

注意：带子绕足弓,内外踝在带子中间。

步骤一(图一)：

1.学生屈膝坐在椅子上,膝盖略高于髋关节。

2.用伸展带将足弓与膝盖环绕固定,寻找用小腿将带子撑开的感觉。

3.找到用大腿外侧向内夹砖的感觉。

4.找到用大腿内侧向外撑伸展带的感觉。

步骤二(图二)：

1.学生屈膝坐在椅子上,膝盖略高于髋关节。

2.用伸展带将足弓与膝盖环绕固定,寻找用小腿将带子撑开的感觉。

3.用伸展带将膝盖下方与骨盆环绕固定,寻找用膝盖和骨盆将带子撑开的感觉。

4.找到用大腿外侧向内夹砖的感觉。

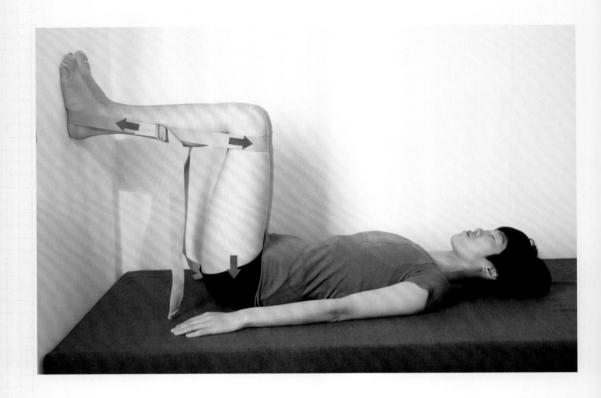

目的:稳定膝关节。

作用:膝关节。

理疗:膝关节疼痛。

注意:带子绕足弓,内外踝在带子中间。

步骤:

1.学生仰卧地面,屈膝 90°,脚掌踩墙。

2.用伸展带将足弓与膝盖环绕固定,寻找用小腿将带子撑开的感觉。

3.大腿沉向地面。

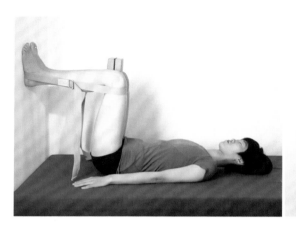 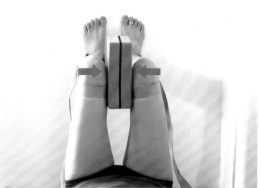

目的：

稳定膝关节。

作用：

膝关节。

理疗：

膝关节疼痛。

注意：

带子绕足弓,内外踝在带子中间。

步骤：

1.学生仰卧地面,屈膝 90°,脚掌踩墙。

2.用伸展带将足弓与膝盖环绕固定,寻找用小腿将带子撑开的感觉。

3.找到用大腿外侧向内夹砖的感觉。

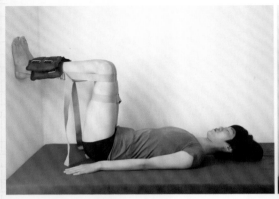 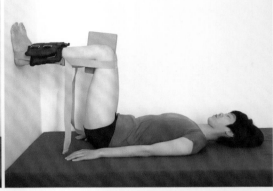

图一   图二

目的:稳定膝关节。

作用:膝关节。

理疗:膝关节疼痛。

注意:带子绕足弓,内外踝在带子中间,在小腿胫处压上重量。

步骤一(图一):

1.学生仰卧地面,屈膝 90°,脚掌踩墙。

2.用伸展带将足弓与膝盖环绕固定,寻找用小腿将带子撑开的感觉。

3.用伸展带将大腿捆住,找到用大腿内侧向外撑伸展带的感觉。

步骤二(图二):

1.学生仰卧地面,屈膝 90°,脚掌踩墙。

2.用伸展带将足弓与膝盖环绕固定,寻找用小腿将带子撑开的感觉。

3.找到用大腿外侧向内夹砖的感觉。

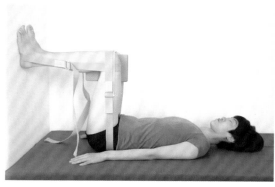

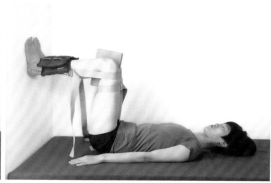

图一   图二

目的：稳定膝关节。

作用：膝关节。

理疗：膝关节疼痛。

注意：

1.带子绕足弓,内外踝在带子中间(见图一)。

2.带子绕足弓,内外踝在带子中间,在小腿胫处压上重量(见图二)。

步骤一(图一)：

1.学生仰卧地面,屈膝 90°,脚掌踩墙。

2.用伸展带将足弓与膝盖环绕固定,寻找用小腿将带子撑开的感觉。

3.用伸展带将膝盖下方与骨盆环绕固定,寻找用膝盖和骨盆及腿将带子撑开的感觉。

4.找到用大腿外侧向内夹砖的感觉。

步骤二(图二)：

1.学生仰卧地面,屈膝 90°,脚掌踩墙。

2.用伸展带将足弓与膝盖环绕固定,寻找用小腿将带子撑开的感觉。

3.找到用大腿外侧向内夹砖的感觉。

4.找到用大腿内侧向外撑伸展带的感觉。

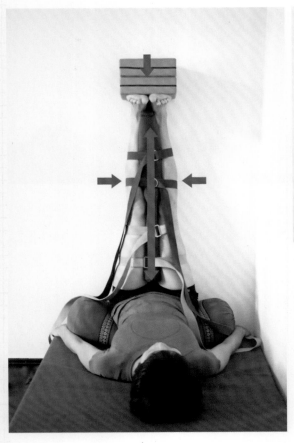

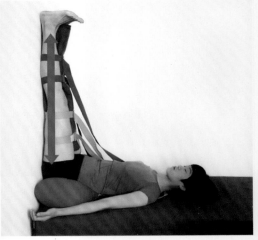

目的：
改善股骨与胫骨对位关系，改善股骨
头与髋臼窝关系,改善腿部形态。
作用：
膝关节、髋关节。
理疗：
膝关节、髋关节、腰部疼痛问题。

注意：

1.坐骨与大腿后侧要贴住墙面 。

2.骶骨下方垫枕高低要符合腰曲,腰部没有不适感。

3.伸展带拉扣方向要分开对称。

4.双腿中间夹上毛毯。

6.股骨头有意识地沉向地面。

7.脚跟有意识地向上延展。

8.脚跟处可以负重。

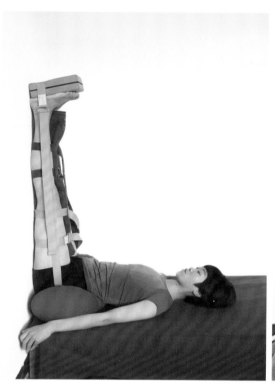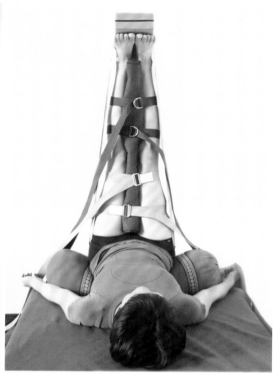

目的：改善股骨与胫骨对位关系、股骨头与髋臼窝关系和腿部形态。

作用：膝关节、髋关节。

理疗：膝关节、髋关节、腰部疼痛问题。

注意：

1.坐骨与大腿后侧要贴住墙面。

2.骶骨下方垫枕高低要符合腰曲，腰部没有不适感。

3.伸展带拉扣方向要分开对称。

4.双腿中间夹上毛毯。

6.伸展带环套骶骨中间和外踝上方的砖。

7.找到纵向伸展撑开的感觉。

8.脚跟处可以负重。

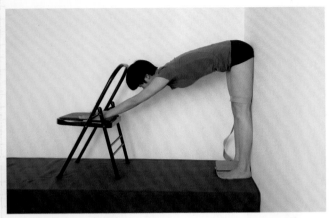

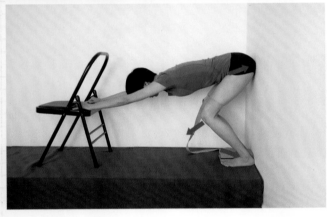

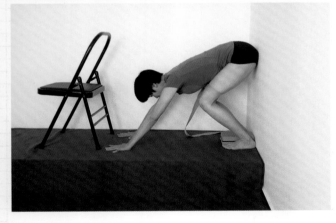

目的：
建立髋、膝、踝的正确运动模式。

作用：
膝关节、髋关节、腰部。

理疗：
膝关节骶髂、腰椎疼痛。

注意：
整个过程臀部始终推墙面。

步骤：
1. 学生臀部和大腿贴住墙面。
2. 屈髋，臀推墙，手推椅子。
3. 大腿撑带子，双脚内侧夹砖启
   动力量。
4. 臀推，脚跟推墙面。
5. 屈膝下蹲，手跟随身体落于地
   面支撑。

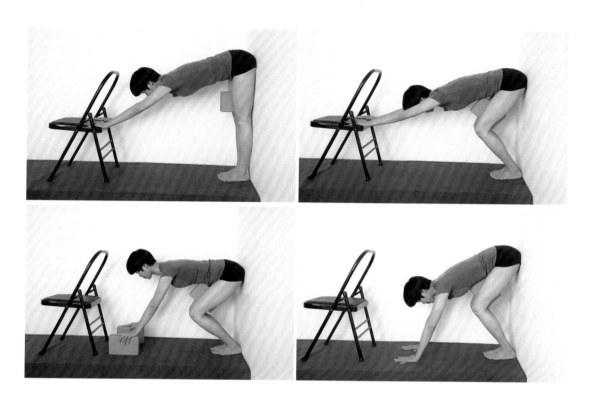

目的：建立髋、膝、踝的正确运动模式。

作用：膝关节、髋关节腰部。

理疗：膝关节、骶髂、腰椎疼痛。

注意：整个过程臀部始终推墙面。

步骤：

1.学生臀部和大腿贴住墙面。

2.屈髋，臀推墙，手推椅子。

3.大腿夹砖。

4.臀推，脚跟推墙面。

5.屈膝下蹲，手跟随身体落于地面支撑。

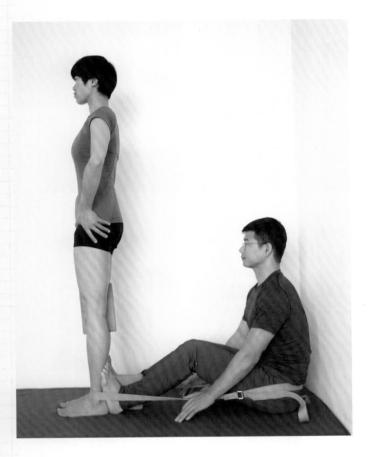

目的：
建立髋、膝、踝的正确运动模式。

作用：
膝关节、髋关节、腰部。

理疗：
膝关节骶髂、腰椎疼痛。

注意：
整个过程的次序：①屈髋；②脚踝向后；③屈膝。
如不能维持重心稳定，双手可扶墙面。

步骤：
1. 将伸展带环套于学生脚踝，向后下伸展拉动。
2. 老师双脚蹬住学生脚跟。
3. 双腿夹砖，启动肌肉。
4. 双手推腹股沟向后。
5. 屈膝下蹲，反复练习 10~20 次。

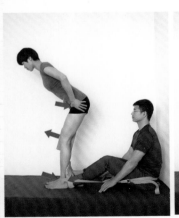
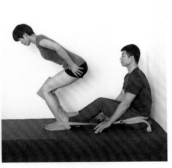

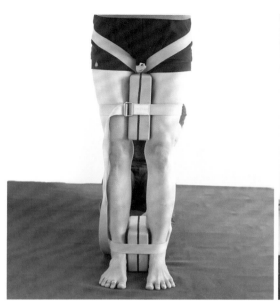 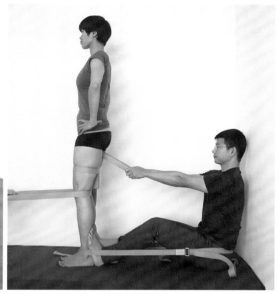

目的：

建立髋、膝、踝的正确运动模式。

作用：

膝关节、髋关节、腰部。

理疗：

膝关节骶髂、腰椎疼痛。

注意：

整个过程的次序：①屈髋；②脚踝向后；③屈膝。

如不能维持重心稳定，双手可扶墙面。

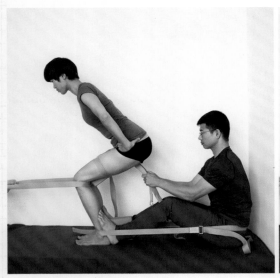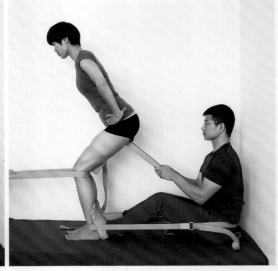

步骤：

1.将伸展带环套于学生脚踝,向后下伸展拉动。

2.老师双脚蹬住学生脚跟。

3.双腿内侧向外撑带子,外侧向内夹砖,启动肌肉。

4.将伸展带由骨盆后侧环绕至大腿内侧,老师向后拉动伸展带,强化屈髋功能。

5.将伸展带环套于学生膝盖后侧,向前拉动,增加膝关节的活动空间。

膝关节练习

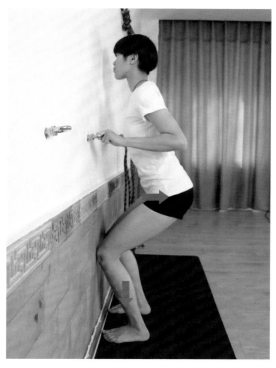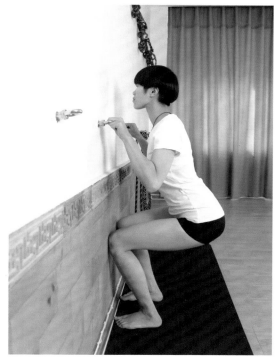

目的：建立大腿面的力量。

作用：膝关节、腰椎、骶髂。

理疗：膝关节疼痛、腰疼。

注意：膝盖始终顶住墙面，大腿根部要收紧。

步骤：

1.学生双手扶墙，保持稳定。

2.保持膝盖顶墙，股骨头塞入髋关节。

3.臀部向后远离墙面，下蹲，反复有感知地进行。

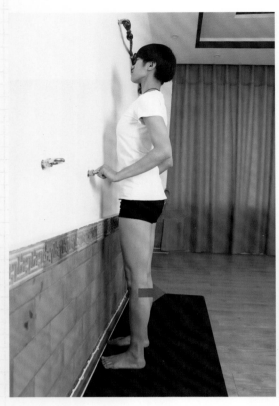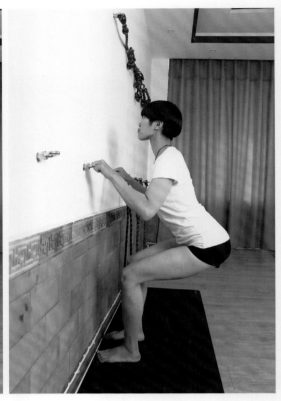

目的：建立髋、膝、踝正确的运动模式，增加大腿力量。

作用：膝关节、腰椎、骶髂。

理疗：膝关节疼痛、腰疼。

注意：膝盖始终远离墙面，大腿根部要收紧。身体条件好的同学可以双手扶髋或者手臂
　　　上举不碰触墙面。

步骤：

1.学生双手扶墙，保持稳定。

2.保持膝盖远离墙，股骨头塞入髋关节。

3.臀部向后远离墙面，下蹲，反复有感知地进行。

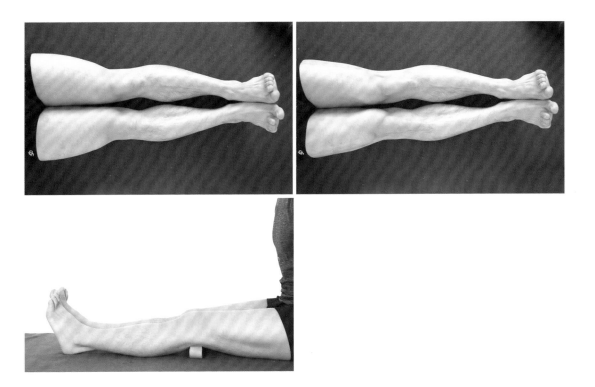

目的：建立大腿面的力量,促进膝关节气血循环,滋养关节面。

作用：膝关节。

理疗：膝关节疼痛。

注意：有节奏地配合呼吸进行,如找不到髌骨上提的感觉,可以在膝盖下方压毛巾卷,
只需要下压膝盖,放松,交替进行即可。

步骤：

1.学生双腿放松伸直。

2.快速收紧大腿,让膝盖髌骨上提并且马上放松使髌骨还原,一紧一松。重复 10~20
次。

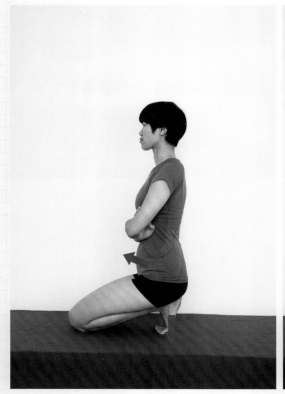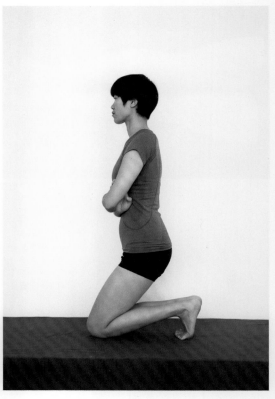

目的：建立大腿面的力量，髋、膝、踝的运动模式。

作用：膝关节、髋关节、腰部。

理疗：膝关节、腰椎疼痛。

注意：大腿正面始终用力，配合呼吸缓慢进行。

步骤：

1.学生跪立，膝盖相互拮抗，脚掌向下推地面。

2.屈髋，臀有控制地落于足跟部，反复进行 10~20 次。

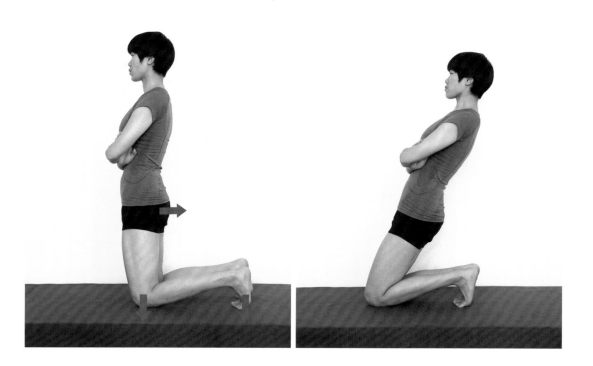

目的：建立大腿正面的力量。

作用：膝关节、髋关节、腰部。

理疗：膝关节骶髂、腰椎疼痛。

注意：大腿正面始终用力，髋关节保持伸展，骨盆稳定，配合呼吸缓慢进行，禁忌从腰椎向后弯。

步骤：

1.学生跪立，膝盖与骨盆同宽，脚掌向下推地面。

2.身体重心向后至极限，反复进行 10~20 次。

髋关节活化

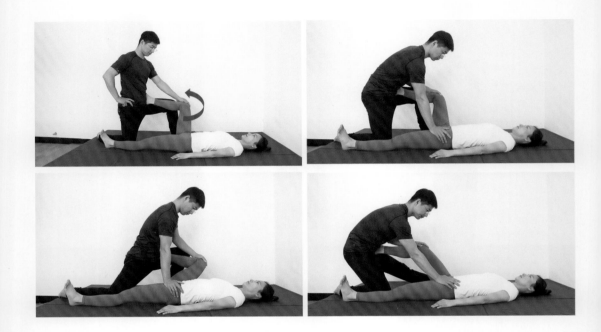

目的：灵活髋关节,促进骨盆、腰椎血液循环。

作用：髋关节、腰椎。

理疗：髋关节问题、腰椎问题。

注意：老师通过身体移动带动学生髋关节活动,而不是用手臂。

步骤：

1.老师高跪姿,将学生脚外侧放在老师大腿上。

2.老师左手扶住学生膝盖,右手稳定骨盆上。

3.身体发力,左手带动学生膝盖,顺时针、逆时针画圈 10~20 次。

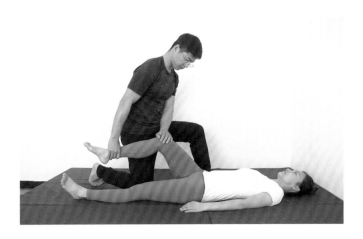

目的：

灵活髋关节，促进骨盆、腰椎血液循环。

作用：

髋关节、腰椎。

理疗：

髋关节问题、腰椎问题。

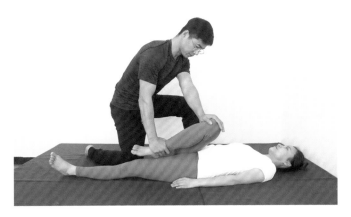

注意：

老师通过身体移动带动学生髋关节活动，而不是用手臂。

步骤：

1. 老师高跪姿左手扶住学生膝盖，右手抓住脚踝。
2. 身体发力，左手带动学生膝盖，顺时针、逆时针画圈 10~20 次。

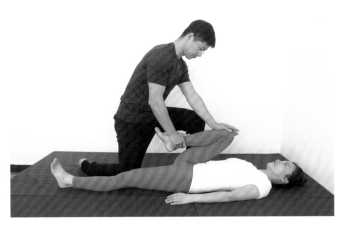

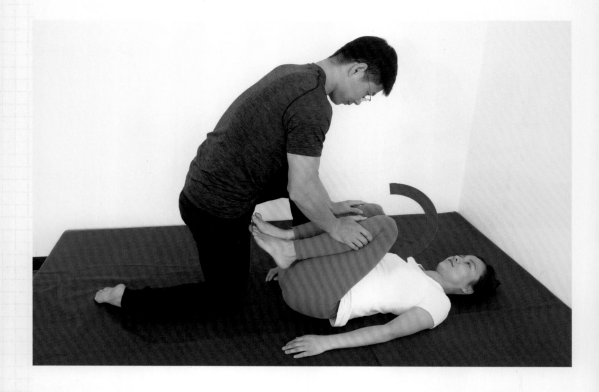

目的：灵活髋关节，促进骨盆、腰椎血液循环。

作用：髋关节、腰椎。

理疗：髋关节问题、腰椎问题。

注意：老师通过身体移动带动学生髋关节活动，而不是用手臂。

步骤：

1.老师高跪姿，双手放在学生小腿上方。

2.身体发力，左手带动学生双膝，顺时针、逆时针画圈 10~20 次。

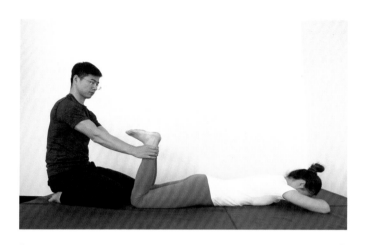

目的：
灵活髋关节，促进骨盆、腰椎
血液循环。

作用：
髋关节、腰椎。

理疗：
髋关节问题、腰椎问题。

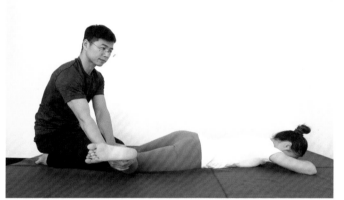

注意：
摇摆幅度根据学生的承受能
力而定，循序缓慢进行。

步骤：
学生俯卧，老师双手扶住学生
脚踝，左右摇摆 10~20 次。

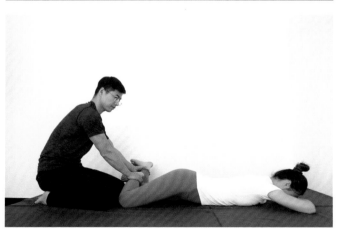

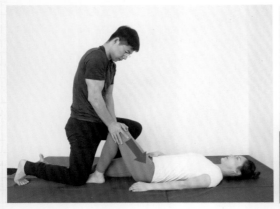 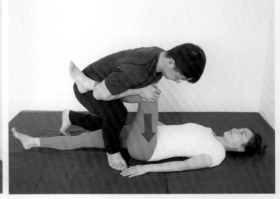

图一   图二

目的：灵活髋关节,稳定骨盆。

作用：髋关节、腰椎。

理疗：髋关节、骶髂、腰椎问题。

注意：老师用身体重心发力,而不是手臂用力,力量适中,有节奏地进行。

步骤一（如图一）:
1.学生仰卧屈膝90°。
2.老师双手按住学生膝盖,向骶骨方向用力推送。

步骤二（如图二）:
1.学生仰卧屈膝90°,屈髋90°。
2.老师双手按住学生膝盖,向骶骨方向用力推送。

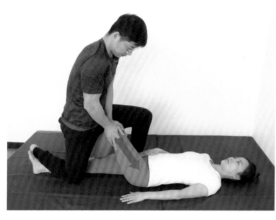 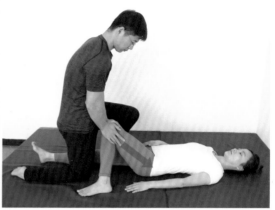

图一　　　　　　　　　　　　图二

目的：灵活髋关节，稳定骨盆。

作用：髋关节、腰椎。

理疗：髋关节、骶髂、腰椎问题。

注意：老师用身体重心发力，而不是手臂用力，力量适中，有节奏地进行。

步骤一（如图一）：

1.学生仰卧屈膝 90°，将左腿放于右腿外侧。

2.老师双手按住学生膝盖，向骶骨方向用力推送。

步骤二（如图二）：

1.学生仰卧屈膝 90°，左脚向外，宽于肩膀。

2.老师双手按住学生膝盖，向骶骨方向用力推送。

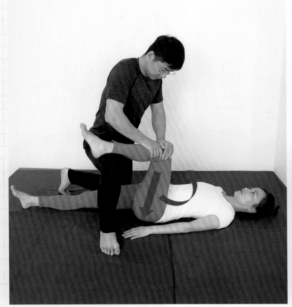
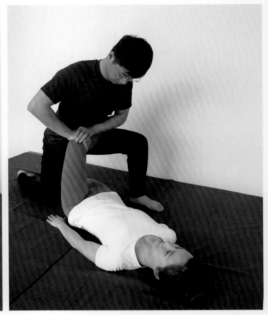

图一　　　　　　　　　　　　　图二

目的：灵活髋关节，稳定骨盆。

作用：髋关节、腰椎。

理疗：髋关节、骶髂、腰椎问题。

注意：老师用身体重心发力，而不是手臂用力，力量适中，有节奏地进行。

步骤一（如图一）：

1.学生仰卧屈膝 90°，屈髋 90°，髋关节内旋。

2.老师双手按住学生膝盖，向骶骨方向用力推送。

步骤二（如图二）：

1.学生仰卧屈膝 90°，屈髋 90°，髋关节外旋。

2.老师双手按住学生膝盖，向骶骨方向用力推送。

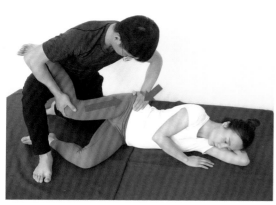 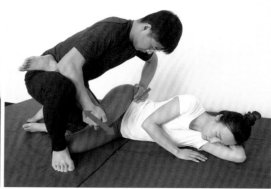

图一　　　　　　　　　　　　　图二

目的：

灵活髋关节,稳定骨盆。

作用：

髋关节、腰椎。

理疗：

髋关节、骶髂、腰椎问题。

注意：

老师用身体重心发力,而不是手臂用力,力量适中,有节奏地进行。

步骤：

1.学生侧卧屈膝 90°,屈髋 90°,髋关节内旋。

2.老师双手按住学生膝盖,向骶骨方向用力推送。

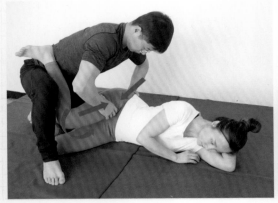 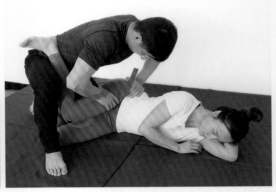

图一   图二

目的:灵活髋关节,稳定骨盆。

作用:髋关节、腰椎。

理疗:髋关节、骶髂、腰椎问题。

注意:老师用身体重心发力,而不是手臂用力,力量适中,有节奏地进行。

步骤一(图一):

1.学生侧卧屈膝 90°,微微屈髋,髋关节内旋。

2.老师左手将学生上侧骶髂关节向膝盖方向推送。

3.老师右手将学生大腿内旋向骶骨方向推送。

步骤二(图二):

1.学生侧卧屈膝 90°,微微屈髋,髋关节内旋。

2.老师左手将学生上侧髂骨关节向对侧大腿方向用力。

3.老师右手将学生大腿内旋向骶骨方向推送。

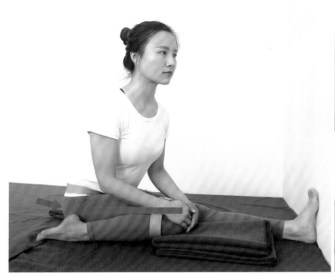
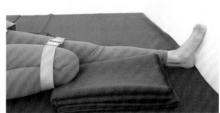
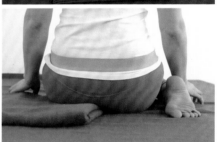

目的:灵活髋关节,稳定骨盆,收骨盆。

作用:髋关节、腰椎、髂骨。

理疗:髋关节、骶髂、腰椎问题。

注意:骶骨前推与双手向后推送膝盖,同时轻轻用力,带有感知进行。

步骤:

1.学生单腿英雄坐。

2.伸展带将骨盆环绕锁紧。

3.伸展带将双腿向中间锁紧。

4.将伸直腿的臀部微微垫高,使对侧骨盆更好压实地面。

5.将屈膝腿膝盖下方微微垫高,使股骨头更好与髋关节
   对位。

6.双手发力将膝盖向后推。

7.同时将同侧骶髂关节向前推。

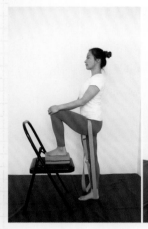
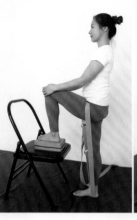
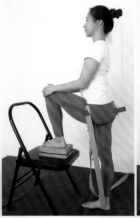
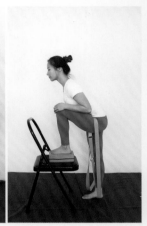

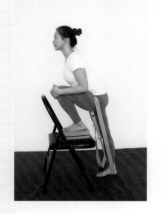

目的：灵活髋关节，稳定骨盆，建立正确髋、膝、踝运动模式。

作用：膝、髋关节、腰椎。

理疗：膝、髋关节、骶髂、腰椎问题。

注意：骨盆不能后倾，启动大腿根部肌肉。膝关节要高于髋关节。

步骤：

1.屈膝屈髋，单脚踩稳椅子。

2.伸展带环套于屈膝腿腹股沟与直腿足弓之间。

3.双手环屈膝盖，膝盖向后推送，同时骶髂关节向前推送。

4.屈膝腿坐骨向下沉，朝向脚跟。

5.重心前移至前脚。

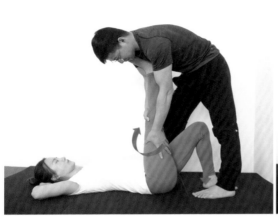 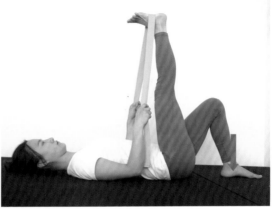

图一   图二

目的：灵活髋关节, 稳定骨盆。

作用：髋关节、腰椎。

理疗：老师肩膀与手内旋向下需要同时进行。

注意一（见图一）：

骶骨前推, 双手向后推送膝盖, 同时轻轻用力, 带有感知进行。

注意二（见图二）：

带子将足弓向下拉动, 带动股骨向下, 微微用力, 带有感知进行。

步骤一（见图一）：

1.学生仰卧, 屈膝腿脚踩地面保持骨盆稳定。单腿直膝上举。

2.老师用肩膀抵住学生脚掌。

3.双手将直腿内旋向下推送。

步骤二（见图二）：

1.学生仰卧, 屈膝腿脚踩地面保持骨盆稳定。单腿直膝上举。

2.伸展带绕过足弓向下拉动。

3.右侧骨盆向下压实地面, 对侧骨盆保持稳定。

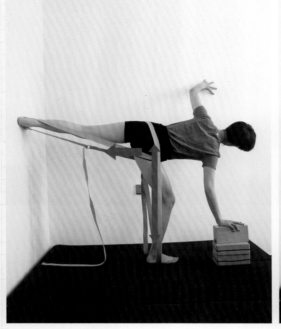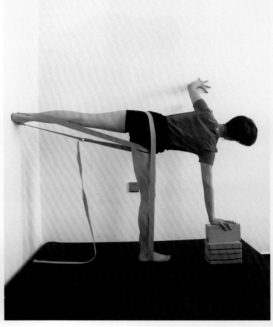

目的：灵活髋关节,稳定骨盆。

作用：髋关节、腰椎。

理疗：膝、髋关节、骶髂、腰椎问题。

注意：骨盆中正,熟练以后手掌可以离开墙面,先屈膝绑伸展带,然后再进入完整体式。

步骤：

1.将伸展带环套于右侧大腿根部与左脚足弓之间。

2.将伸展带环套于右脚足弓与髂骨之间。

3.左脚蹬墙与头顶拮抗伸展。

4.右侧坐骨延展向墙面。

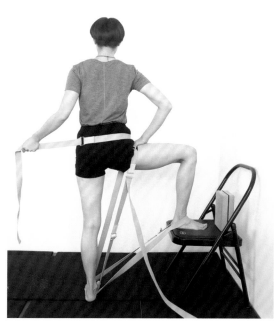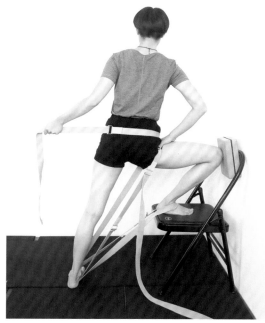

目的：灵活髋关节,稳定骨盆,收髋。

作用：髋关节、腰椎。

理疗：膝、髋关节、骶髂、腰椎问题。

注意：膝盖要高于髋关节。

步骤：

1.将伸展带环套于右侧大腿根部与左脚足弓。

2.将伸展带环套于骨盆。

3.将伸展带环套于右脚脚踝,与左脚足弓。

4.重心移至右脚,膝盖顶砖。

5.右腿股骨头向回塞。

6.右侧坐骨延展向对侧脚跟。

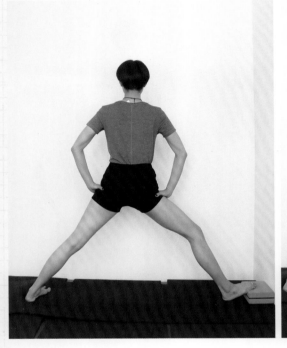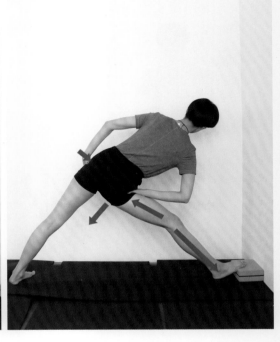

目的：灵活髋关节,稳定骨盆,收髋。

作用：髋关节、腰椎。

理疗：膝、髋关节、骶髂、腰椎问题。

注意：膝关节微屈。

步骤：

1.学生双腿分开大于一腿长的距离。

2.右腿外旋、微微屈膝、脚掌前侧踩砖。

3.右手将腹股沟向左脚方向推送。

4.屈右髋,重心移至右脚。

5.右侧坐骨延展向对侧脚跟。

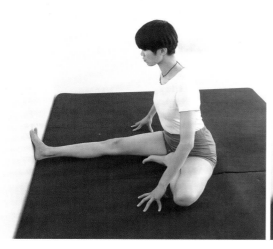
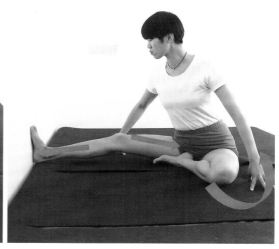
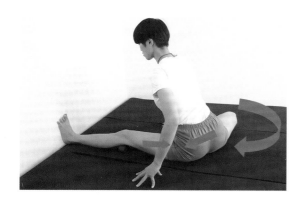

目的：灵活髋关节,稳定骨盆,收髋。

作用：髋关节、腰椎。

理疗：膝、髋关节、骶髂、腰椎问题。

注意：膝关节与髋关节同高, 若膝关节过高,可以将臀部垫高。

步骤：

1.右脚直膝蹬墙,左腿屈膝外侧着地。

2.左腿外展,使右侧髂骨推向墙面。

3.左脚直膝蹬墙,右侧股骨向回塞,使右侧髋关节更好对位。

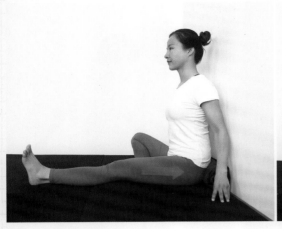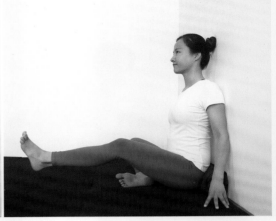

目的：

灵活髋关节,稳定骨盆,启动大腿根部肌肉,瘦腿。

作用：

髋关节、腰椎。

理疗：

膝、髋关节、骶髂、腰椎问题。

注意：

膝盖上方肌肉始终柔软,大腿根部发力。

步骤：

1.学生靠墙而坐,骶骨后方靠有毛巾卷(如上图)。

2.左腿微屈膝,腿部完全放松,用左侧骶髂关节顶住毛巾卷。

3.左侧股骨向回塞,左脚缓慢离开地面。

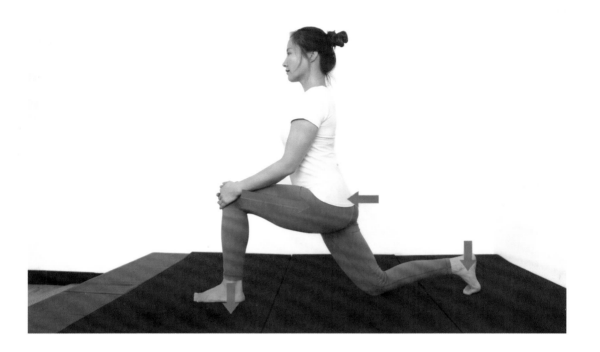

目的：灵活髋关节,稳定骨盆。

作用：髋关节、腰椎。

理疗：髋关节、骶髂、腰椎问题。

注意：膝盖高于髋关节。

步骤：

1.学生单脚高跪姿,双脚压地保持稳定。

2.双手将左侧膝关节向回推送。

3.左侧臀部向前推使髋关节更好对位。

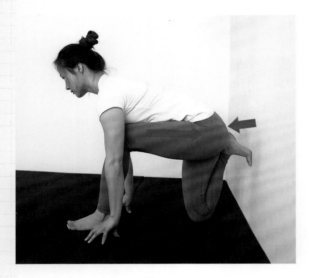

图一

目的：
调整髋关节,稳定骨盆。

作用：
髋关节、腰椎。

理疗：
髋关节、骶髂、腰椎问题。

注意：
左脚位于坐骨外侧。

步骤：

1. 学生单膝跪姿,左脚蹬地,右脚前脚
   掌蹬墙(如图一)。
2. 左脚脚跟蹬向天花板。
3. 左侧膝关节向回推,左侧臀部向前
   使髋关节更好对位(如图二)。

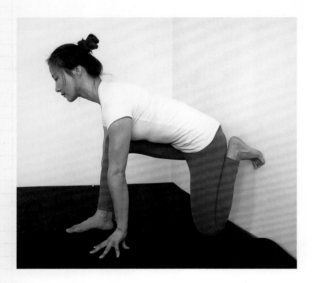

图二

腰椎活化

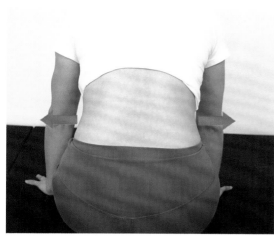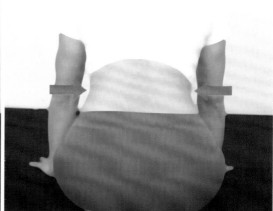

目的：

激活横膈膜,稳定腰椎。

作用：

核心肌群、腰椎。

理疗：

骶髂、腰椎问题。

注意：胸腔尽量不要产生动作。

步骤：

1.学生坐姿、跪姿、四肢着地跪姿均可。

2.将气吸到第 12 肋骨下方,使腰部变宽。

3.从第 12 肋骨下方呼气,使腰部变细。反复若干次。

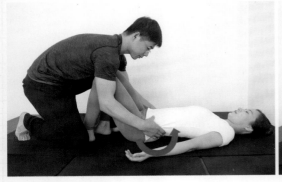 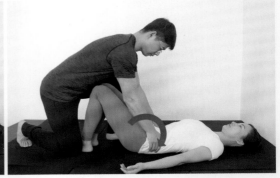

目的：

激活核心肌群,稳定腰椎,活化腰椎。

作用：

核心肌群、腰椎。

理疗：

骶髂、腰椎问题。

注意：

胸腔尽量不要产生动作。

步骤：

1.学生屈膝仰卧。

2.老师双手扶住学生髂骨上方

3.吸气使学生骨盆前倾,小腹隆起。

4.呼气使学生骨盆后倾腹部下沉。配合呼吸反复进行若干次。

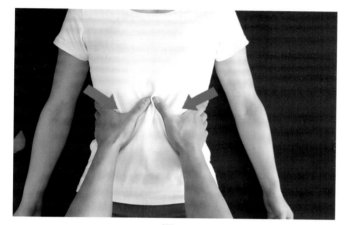

图一

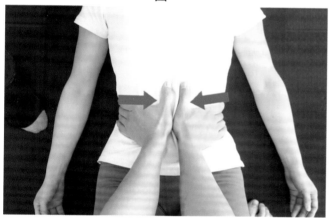

图二

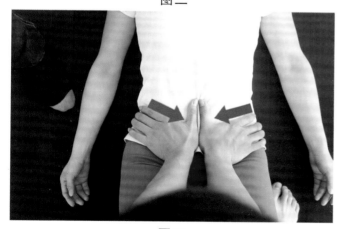

图三

目的：激活腹横肌，稳定腰椎，
　　　收肋骨。

作用：核心肌群、腰椎。

理疗：骶髂、腰椎问题,肋骨外
　　　翻。

注意：老师手掌辅助需要与学
　　　生呼吸同步。

步骤一(图一)：

1.学生仰卧。

2.呼气时老师双手将学生肋骨
　向中间和骶骨方向拉动。

3.吸气放松重复 3~8 次。

步骤二(图二)：

1.学生仰卧。

2.呼气时老师双手将学生腹部
　两侧向中间收，向地面方向
　轻轻按压。

3.吸气放松重复 3~8 次

步骤三(图三)：

1.学生仰卧。

2.呼气时,老师双手将学生髂
　骨上方向中间收，向地面方
　向轻轻按压。

3.吸气放松,重复 3~8 次。

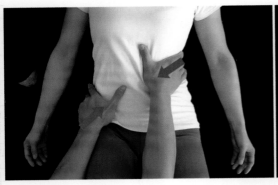 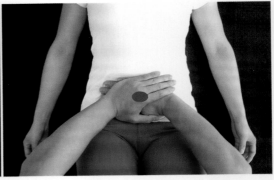

图一   图二

(图一)

目的：腹内外斜肌,稳定腰椎,收肋骨。

作用：核心肌群、腰椎。

理疗：骶髂、腰椎问题,肋骨外翻。

注意：老师手掌辅助需要与学生呼吸同步。

步骤：

1.学生仰卧。

2.呼气时,老师双手将学生肋骨与对侧髂骨向肚脐方向收紧。

3.吸气时,放松,重复 3~8 次。

(图二)

目的：激活横膈膜,稳定腰椎。

作用：核心、腰椎。

理疗：腰椎问题,肋骨外翻。

注意：老师手掌辅助需要与学生呼吸同步。

步骤：

1.学生仰卧。

2.呼气时,老师将学生腹股沟附近向下轻轻按。

3.吸气时,肚子向上将老师的手顶起,反复进行 3~10 次。

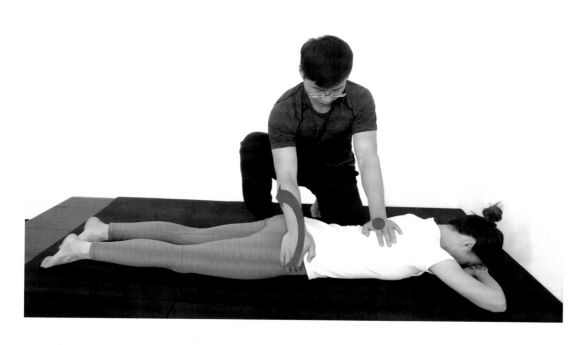

目的：活化腰椎。

作用：腰椎。

理疗：腰椎问题。

注意：老师左手位置从腰椎下端依次向
　　　上移动。

步骤：

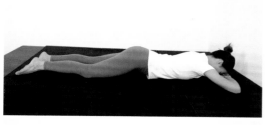

1. 老师左手固定住学生脊柱，右手扶住臀
   部外侧左右晃动。

2. 学生找到感觉后，可以通过自身下背部
   发力，使臀部左右摆动。

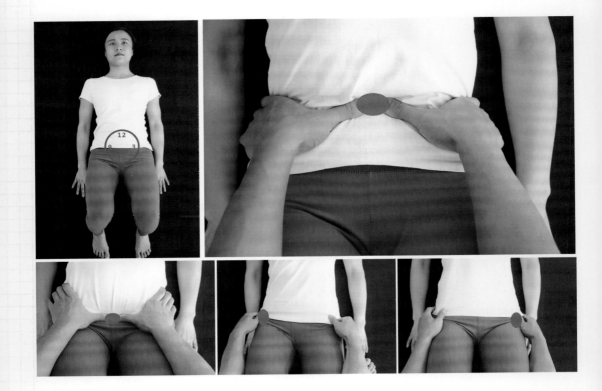

目的：活化腰椎，启动核心肌群。

作用：核心肌群、腰椎。

理疗：骶髂、腰椎问题。

注意：老师手掌辅助需要与学生呼吸同步，动作要精准，避免代偿。

步骤：

1.学生仰卧进入桥式准备。

2.学生想象腹部上方有一个钟表，明确 12 点、3 点、6 点、9 点与腹部对应的位置。

3.在老师的辅助下分别将 12 点、3 点、6 点、9 点位置，以顺时针或逆时针的方向下压。

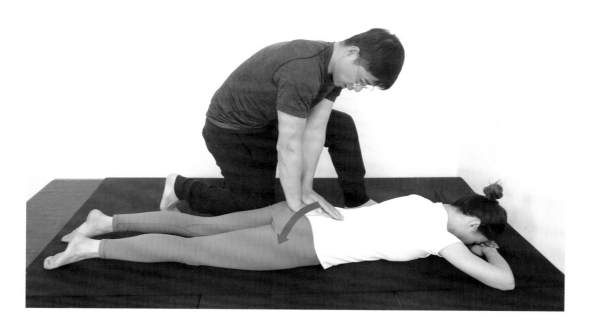

目的：改变骶骨角度。

作用：核心肌群、腰椎。

理疗：腰骶、腰椎问题。

注意：老师手掌动作要轻柔。

步骤：

1.学生俯卧放松。

2.老师双手将学生骶骨向下向上推,持续发力,5 个呼吸左右,反复进行 2~4 次。

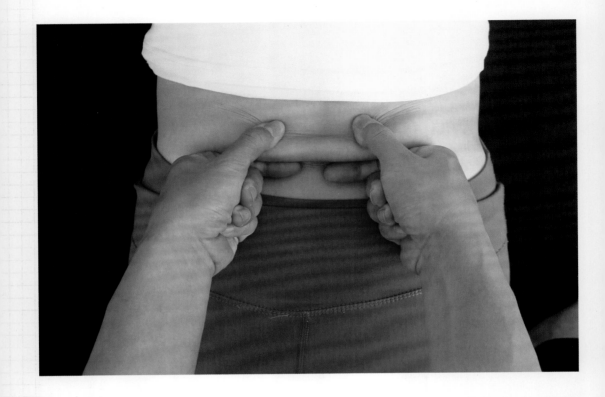

目的：松解腰部筋膜。

作用：腰椎。

理疗：腰肌劳损。

注意：老师双手要捏住表皮，防止皮肤滑脱。

步骤：

1.学生俯卧放松。

2.老师双手将学生背部皮肤拉起，快速上提。

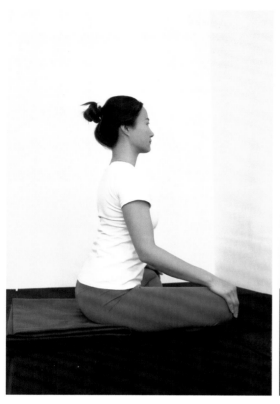 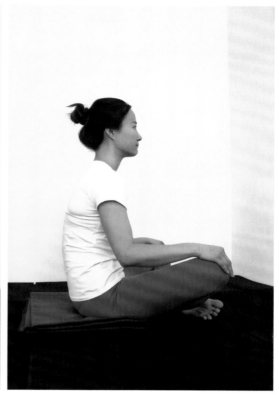

目的：活化腰椎,建立下背部力量。

作用：腰椎、核心肌群。

理疗：腰肌劳损。

注意：腰椎运动要配合呼吸进行。

步骤：

1.简易盘坐,膝盖与髋关节同高。

2.吸气,学生骨盆前倾;呼气,骨盆后倾,交替反复进行 20~30 次。

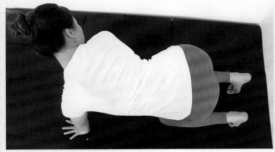 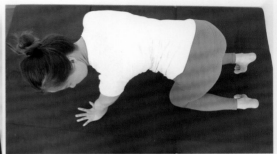

目的：

活化腰椎，建立下背部力量。

作用：

腰椎、核心肌群。

理疗：

腰肌劳损，腰疼。

注意：

腰椎运动要配合呼吸进行。

步骤：

1.四肢跪姿。

2.呼气眼睛看向同侧臀部，同时臀部相对侧倾。反复进行。

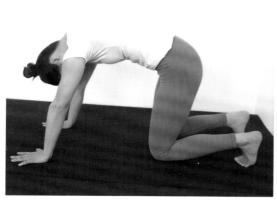 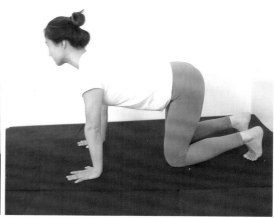

目的：

活化腰椎,建立下背部力量。

作用：

腰椎、核心肌群。

理疗：

腰肌劳损,腰疼。

注意：

腰椎运动要配合呼吸进行。

步骤：

1.四肢跪姿。

2.呼气眼睛看向肚脐,腰部隆起。

3.吸气抬头延展脊柱。

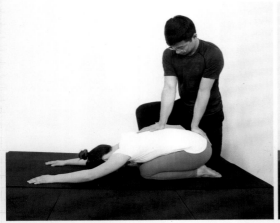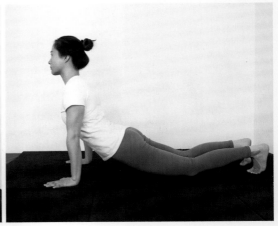

目的：
活化腰椎,恢复腰曲。

作用：
腰椎。

理疗：
腰肌劳损,腰疼。

注意：
图二为过渡动作,不停留。

步骤：
1.学生进入婴儿式放松。
2.老师双手将学生骶骨与腰椎向不同方向分推。
3.吸气进入蛇式,强化腰椎曲度,呼气退回婴儿式。

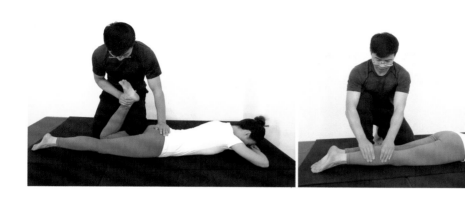

目的：
松解腿部后侧肌肉。

作用：
腰椎。

理疗：
腰肌劳损、腰疼。

注意：
老师手法要配合学生呼吸进行。

步骤：
1.老师单膝跪压学生大腿后侧中段。
2.同时帮助学生做屈伸膝运动。
3.老师双手捏拿学生小腿后侧。

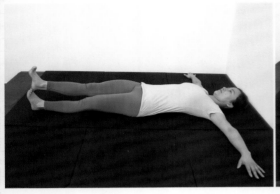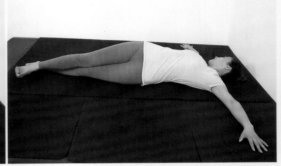

目的：

活化腰椎,建立下背部力量。

作用：

腰椎、核心肌群。

理疗：

腰肌劳损,腰疼。

注意：

腰椎运动要配合呼吸进行。

步骤：

1.学生仰卧,将右脚跟置于左脚第一、第二趾之间。

2.保持双脚向远延展,同时呼气向左侧扭转,反复进行 10~20 次。

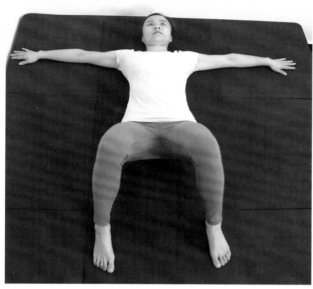
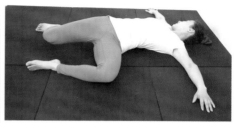
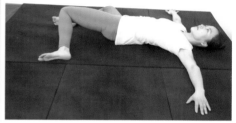

目的：

活化腰椎,建立下背部力量。

作用：

腰椎、核心肌群。

理疗：

腰肌劳损、腰疼。

注意：

腰椎运动要配合呼吸进行。

步骤：

1.学生仰卧,双腿屈膝与肩膀同宽。

2.双膝带领骨盆配合呼吸向左右侧扭转,反复进行 10~20 次。

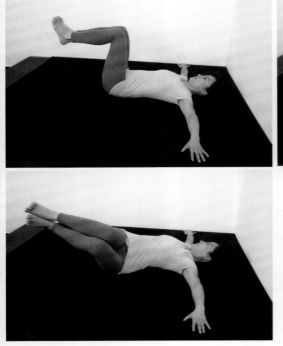

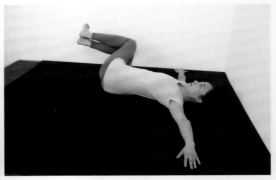

目的：

活化腰椎,建立下背部以及核心力量。

作用：

腰椎、核心肌群。

理疗：

腰肌劳损、腰疼。

注意：

腰椎运动要配合呼吸进行。

步骤：

1.学生仰卧,屈髋屈膝 90°。

2.保持骨盆稳定将右脚脚踝置于左膝上方。

3.双膝带领骨盆配合呼吸向左右侧扭转,反复进行 10~20 次。

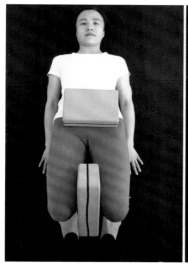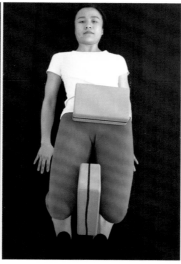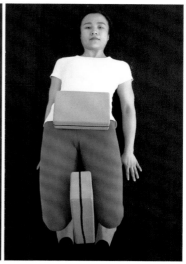

目的：

活化腰椎,建立下背部以及核心力量,维持骨盆稳定。

作用：

腰椎、核心肌群。

理疗：

腰肌劳损、腰疼、骨盆后倾。

注意：

骨盆始终保持稳定。

步骤：

1.学生仰卧,进入桥式。

2.保持骨盆水平双腿夹砖。

3.将骨盆平行地面移动,反复进行 10~20 次。

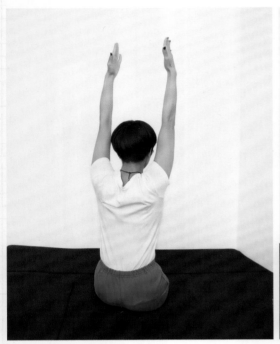 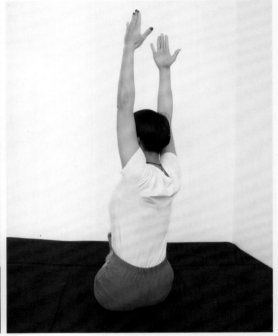

目的：

活化腰椎,建立下背部以及核心力量,强化骨盆稳定。

作用：

腰椎、核心肌群,矫正骨盆旋转。

理疗：

腰肌劳损、腰疼、骨盆后倾。

注意：

双手可根据学生能力选择举起或者落下。

步骤：

1.学生直腿坐立。

2.用坐骨向后交替走路,反复进行 10~20 次。

腰椎伸展

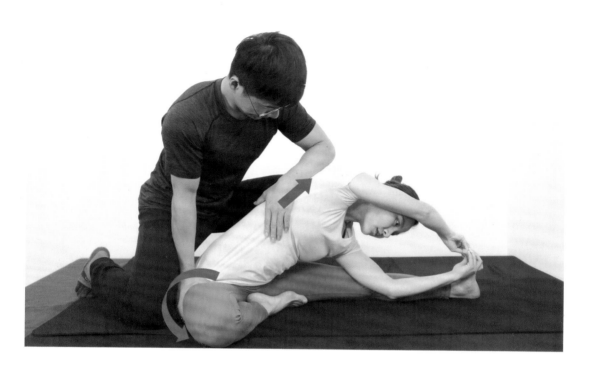

目的：伸展腰方肌。

作用：腰方肌。

理疗：腰肌劳损,腰疼。

注意：老师双手发力要与学生呼吸相配合。

步骤：

1.老师右手将学生大腿外旋并向下按压。

2.左手将学生肋骨向上拉动。

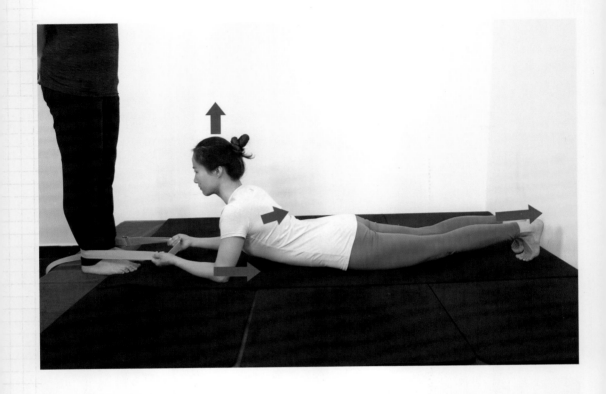

目的：伸展腰椎,创造腰椎空间。

作用：腰椎。

理疗：腰肌劳损、腰疼、腰椎间盘突出、骨盆后倾。

注意：学生用力次序分别是脚跟、肩胛骨、手肘、手臂、胸骨、头顶。

步骤：

1.学生骶骨推脚跟向后,与胸口向前形成拮抗。

2.肩胛骨下沉带领手肘拉带子向后与头顶向上形成拮抗,保持 5~10 次呼吸。

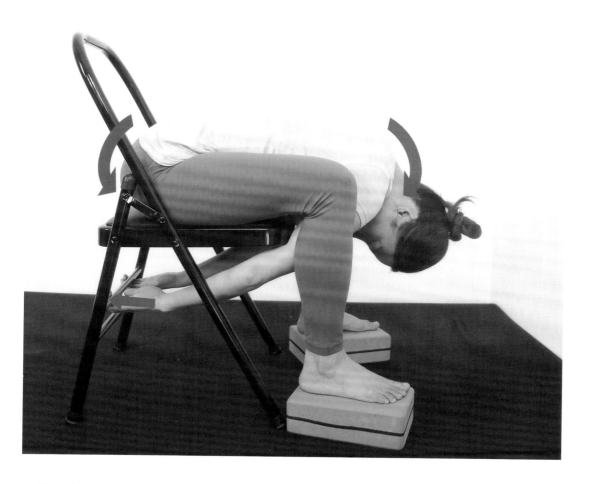

目的：伸展腰椎,创造腰椎后侧空间。

作用：腰椎,胸腰筋膜。

理疗：腰肌劳损,腰疼、腰曲过大。

注意：椎间盘突出禁忌。膝盖需要高于髋关节。

步骤：

1.学生保持坐骨稳定压稳凳子。

2.双手在双腿之间向后抓住凳子,保持 5~10 次呼吸。

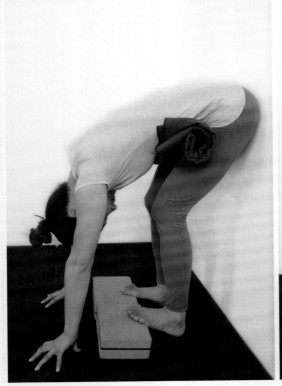 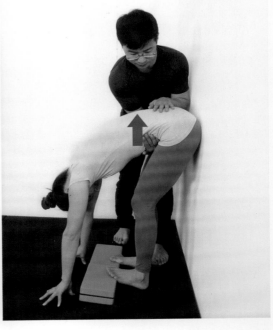

目的：伸展腰椎，创造腰椎后侧空间。

作用：腰椎。

理疗：腰肌劳损、腰疼、腰曲过大。

注意：椎间盘突出禁忌。膝盖需要高于髋关节。

步骤：

1.学生前脚掌踩砖，双手扶住地面保持稳定。

2.老师右手轻轻将腹部上提，保持 5~10 次呼吸。

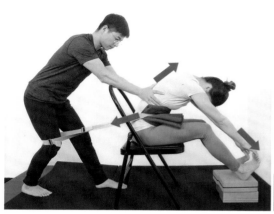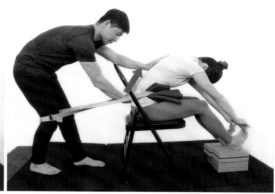

目的：

伸展腰椎,创造腰椎后侧空间。

作用：

腰椎。

理疗：

腰肌劳损、腰疼、腰曲过大。

注意：

椎间盘突出禁忌。膝盖需要高于髋关节。

步骤：

1.将带子环套于学生腹部向后拉动。

2.双手将学生后背向上、向前推送,保持 5~10 次呼吸。

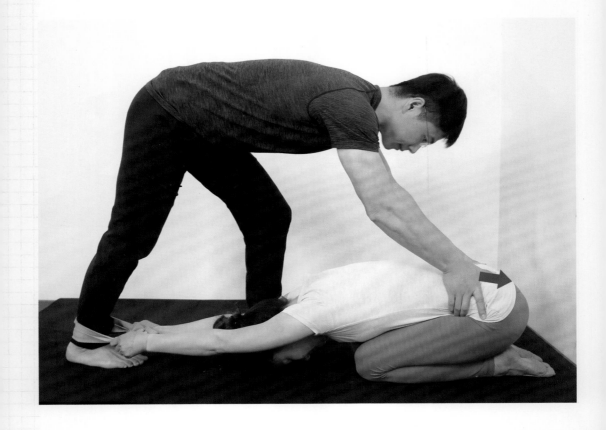

目的：伸展腰椎，创造腰椎后侧空间。

作用：腰椎。

理疗：腰肌劳损、腰疼、腰曲过大。

注意：椎间盘突出禁忌。膝盖需要高于髋关节。

步骤：

1.将带子环套于双手手腕。

2.双手将学生骨盆向上、向后推送，保持 5~10 次呼吸。

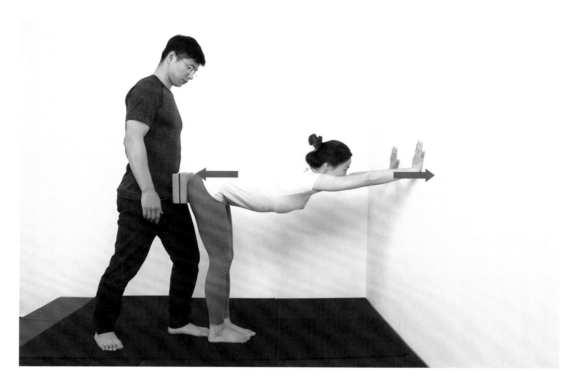

目的：伸展腰椎，创造腰椎空间。

作用：腰椎。

理疗：腰肌劳损、腰疼、腰椎间盘突出。

注意：学生上半身是一个整体，避免塌肩、塌腰。

步骤：

1.学生双手推向墙，坐骨向后推砖。

2.核心激活，腰椎延展，保持5~10 次呼吸。

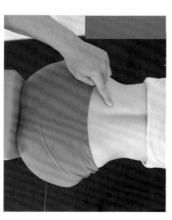
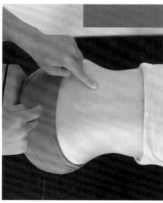

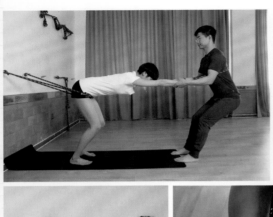
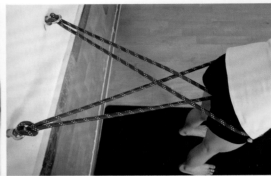
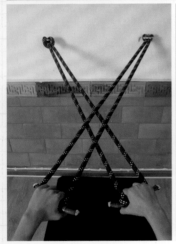
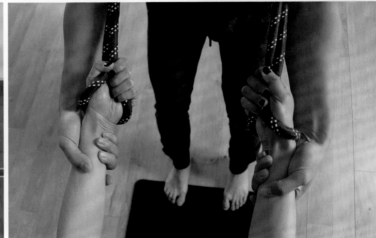

目的：伸展腰椎，创造腰椎空间。

作用：腰椎。

理疗：腰肌劳损、腰疼、腰椎间盘突出。

注意：学生要有主动伸展的意识，而非完全放松。

步骤：

1.学生双手双腿套入带子。

2.老师向后拉动学生，伸展其腰椎，保持 5~10 次呼吸。

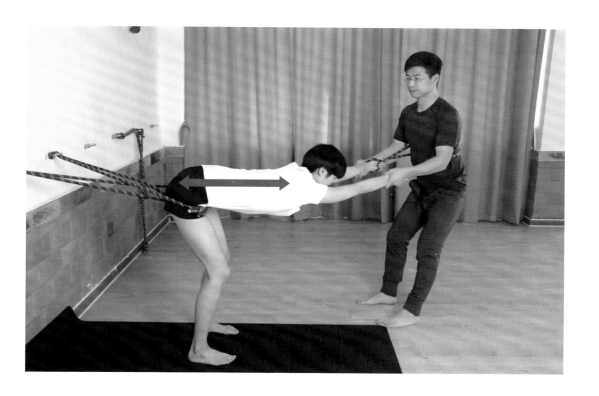

目的：伸展腰椎，创造腰椎空间。

作用：腰椎。

理疗：腰肌劳损、腰疼、腰椎间盘突出。

注意：学生要有主动伸展的意识，而非完全放松。

步骤：

1.学生双手双腿套入带子。

2.老师将学生向后拉动同时左右摆动，保持 5~10 次呼吸。

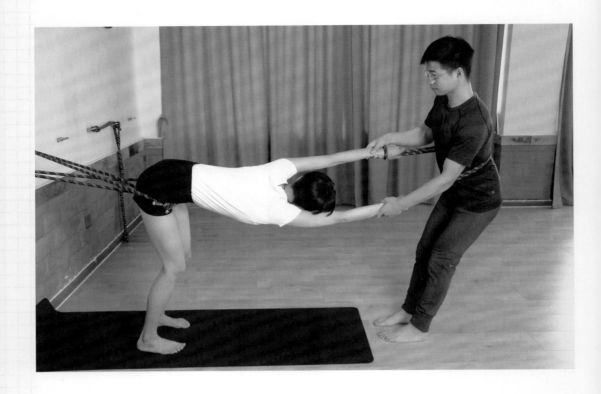

目的：伸展腰椎，创造腰椎空间。

作用：腰椎。

理疗：腰肌劳损、腰疼、腰椎间盘突出。

注意：学生要有主动伸展的意识，而非完全放松。

步骤：

1.学生双手双腿套入带子。

2.老师将学生向后拉动，同时适度旋转，保持 5~10 次呼吸。

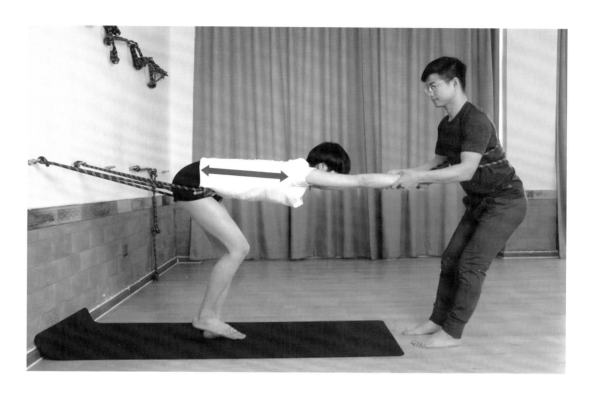

目的 : 伸展腰椎,创造腰椎空间。

作用 : 腰椎。

理疗 : 腰肌劳损、腰疼、腰椎间盘突出。

注意 : 学生要有主动伸展的意识,而非完全放松。

步骤 :

1.学生双手双腿套入带子。

2.老师将学生向后拉动,同时学生保持原地踏步,保持 5~10 次呼吸。

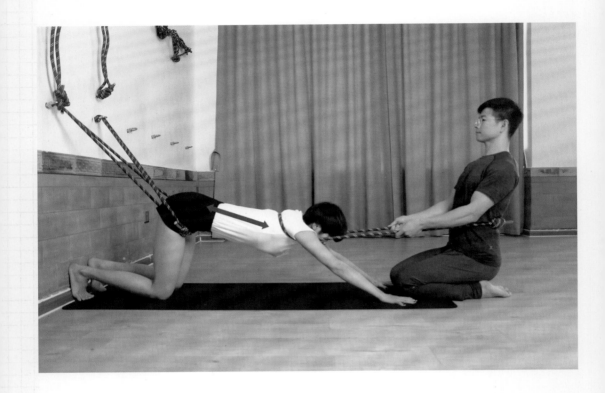

目的：伸展腰椎，创造腰椎空间。

作用：腰椎。

理疗：腰肌劳损、腰疼、腰椎间盘突出。

注意：学生要有主动伸展的意识，而非完全放松。

步骤：

1.学生双腿、腋下套入带子。

2.老师将伸展带向后拉动，保持 5~10 次呼吸。

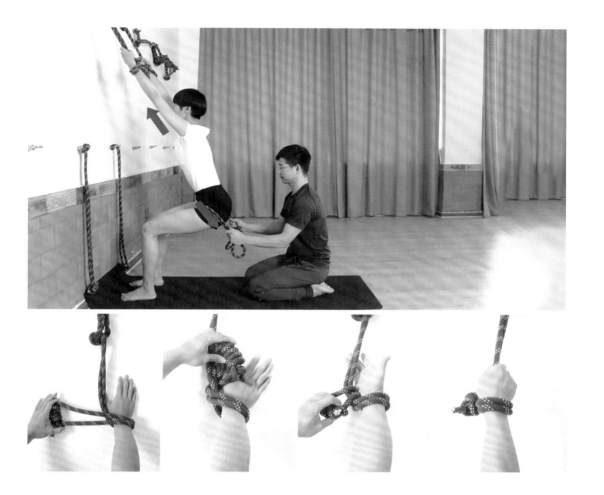

目的：伸展腰椎,创造腰椎空间。

作用：腰椎。

理疗：腰肌劳损、腰疼、腰椎间盘突出。

注意：学生要有主动伸展的意识,而非完全放松。

步骤：

1.学生双手套入带子,面对墙壁进入幻椅式。

2.老师用伸展带将学生腹股沟向下拉动,保持 5~10 次呼吸。

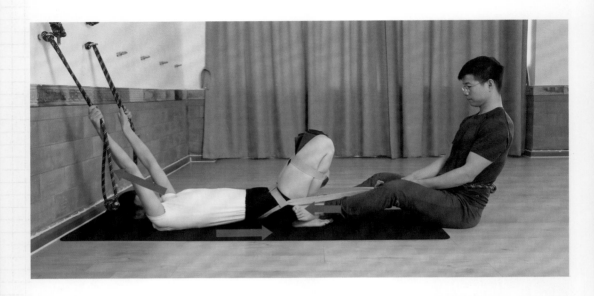

目的:伸展腰椎,创造腰椎空间。

作用:腰椎。

理疗:腰肌劳损、腰疼、腰椎间盘突出。

注意:学生要有主动伸展的意识,而非完全放松。

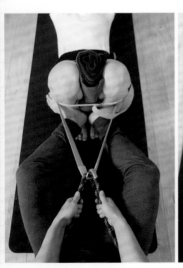 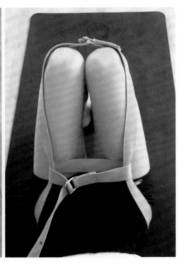

步骤:

1. 学生双膝夹住毛毯,伸展带固定双膝。

2. 老师双脚向前固定学生脚踝。

3. 伸展带套过学生腰骶在大腿两侧向后拉动,保持5~10 次呼吸。

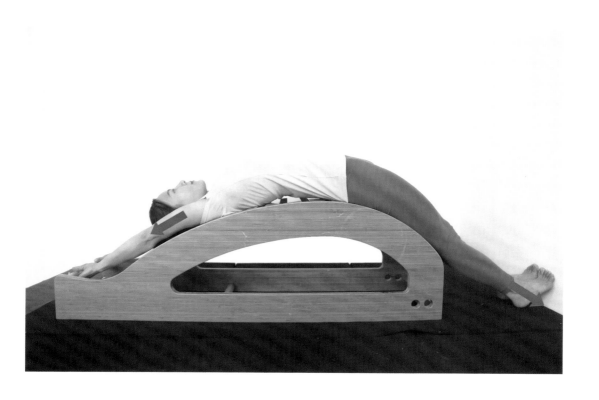

目的：伸展腰椎，创造腰椎空间。

作用：腰椎。

理疗：腰肌劳损、腰疼、腰椎间盘突出、骨盆后倾、驼背。

注意：学生要有主动伸展的意识，而非完全放松。

步骤：

1.学生双脚蹬墙，使腰椎向下延展。

2.双手拉住辅助工具，使得胸口上提，保持 5~10 次呼吸。

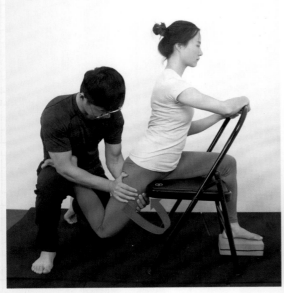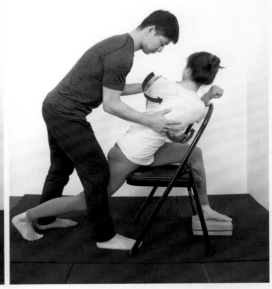

目的：稳定骨盆，创造腰椎空间。

作用：骨盆、核心肌群。

理疗：腰肌劳损、腰疼、腰椎间盘突出。

注意：前侧膝盖要高于髋关节。

步骤：

1.老师将学生后侧大腿内旋。

2.学生右手肘弯曲，外侧卡住椅子，左手握住椅子，
　保持稳定。

3.老师辅助学生深入扭转（配合深呼吸），保持 5~10 次呼吸。

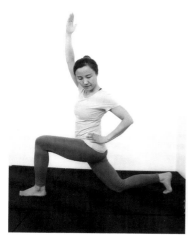 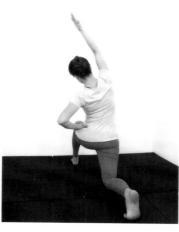 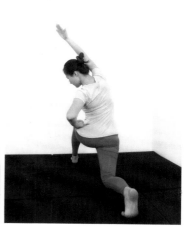

目的:

伸展髂腰肌。

作用:

骨盆、腰部肌肉。

理疗:

腰肌劳损、腰疼、腰椎间盘突出。

注意:

配合呼吸进行。

步骤:

1.学生弓步,单膝着地,骨盆稳定。

2.学生右手举过头顶,左手扶住骨盆保持稳定。

3.身体向左腿方向侧弯,同时上半身做左侧回旋,保持 5~10 次呼吸。

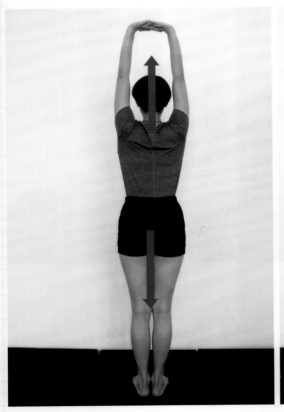 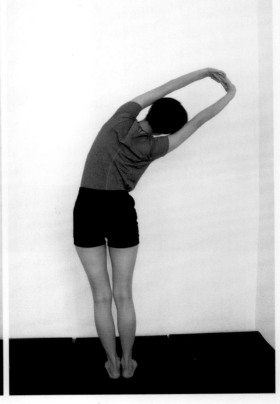

目的：伸展腰椎、创造腰椎空间。

作用：腰椎。

理疗：腰肌劳损、腰疼、腰椎间盘突出。

注意：骨盆稳定,核心肌群激活。

步骤：

1.双手向上延展,横膈膜上提。

2.学生骶骨推双腿向下。

3.创造腰椎空间后,再保持骨盆稳定做侧屈,保持 5~10 次呼吸,交替进行。

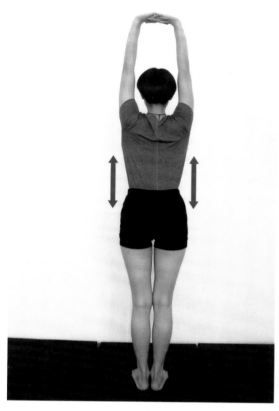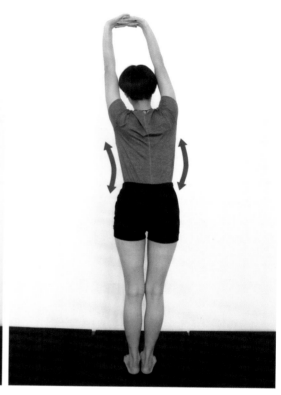

目的：伸展腰椎,创造腰椎空间。

作用：腰椎。

理疗：腰肌劳损、腰疼、腰椎间盘突出。

注意：骨盆稳定,核心肌群激活。

步骤：

1.双手向上延展,横膈膜上提。

2.学生骶骨推双腿向下。

3.创造腰椎空间后再保持骨盆稳定,双手带领躯干左右(前后、旋转)小幅度摇摆,
  保持 5~10 次呼吸,交替进行。

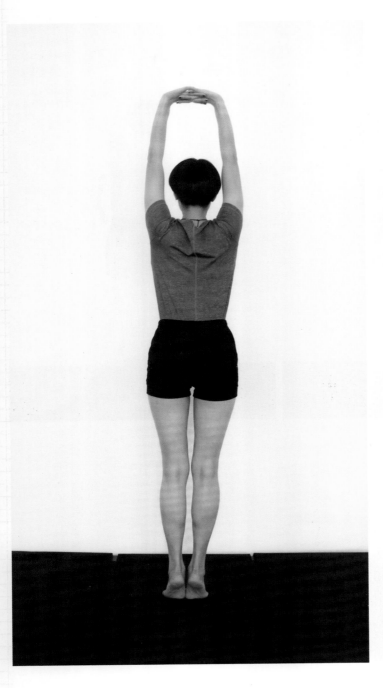

目的：
伸展腰椎,创造腰椎空间。

作用：
腰椎。

理疗：
腰肌劳损、腰疼、腰椎间盘
突出。

注意：
骨盆稳定,核心肌群激活。

步骤：
1.双手向上延展,横膈膜
　上提。
2.学生整体重心向上提,提
　起脚跟。
3.保持手掌高度不变,脚
　跟落下,动态进行 5~10
　次。

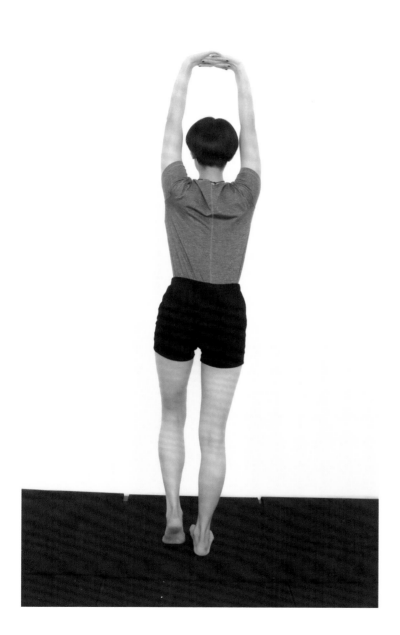

目的：
伸展腰椎，创造腰椎空间。

作用：
腰椎。

理疗：
腰肌劳损、腰疼、腰椎间
盘突出。

注意：
骨盆稳定，核心肌群激活。

步骤：
1. 双手向上延展，横膈膜
　　上提。
2. 学生整体重心向上提，
　　提起脚跟。
3. 保持手掌高度不变，双
　　脚原地踏步，动态进行
　　5~10 次。

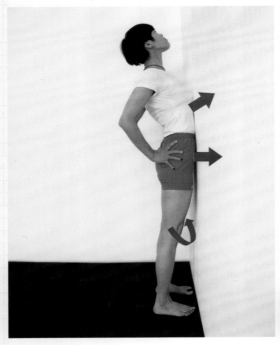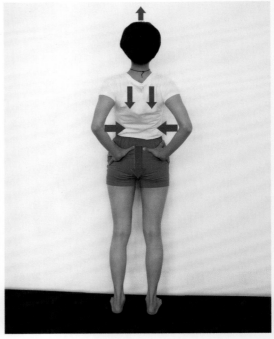

目的：伸展腰椎，创造腰椎空间。

作用：腰椎。

理疗：腰肌劳损、腰疼、腰椎间盘突出、骨盆后倾。

注意：肋骨与耻骨始终不离开墙面。

步骤：

1.学生双手大手指推骶骨向下，耻骨贴住墙面。

2.双手手肘靠近，肋骨贴住墙面向上延展，肩胛骨下沉。

3.脚跟向下推地面与头顶向上形成拮抗，保持 5~10 次呼吸。

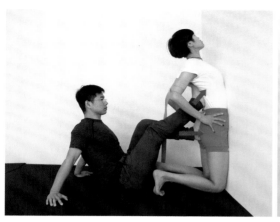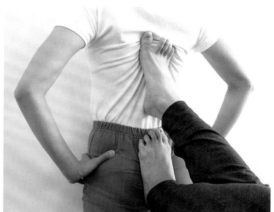

目的：

伸展腰椎，创造腰椎空间。

作用：

腰椎。

理疗：

腰肌劳损、腰疼、腰椎间盘突出、骨盆后倾。

注意：

肋骨与耻骨始终不离开墙面。

步骤：

1. 学生大腿、耻骨贴住墙面。

2. 双手叉腰，手肘靠近，肋骨贴住墙面向上延展，肩胛骨下沉。

3. 老师左脚将学生骶骨向下、向前推，右脚将学生腰部向前、向上推，帮助学生创造腰椎
   空间，保持 5~10 次呼吸。

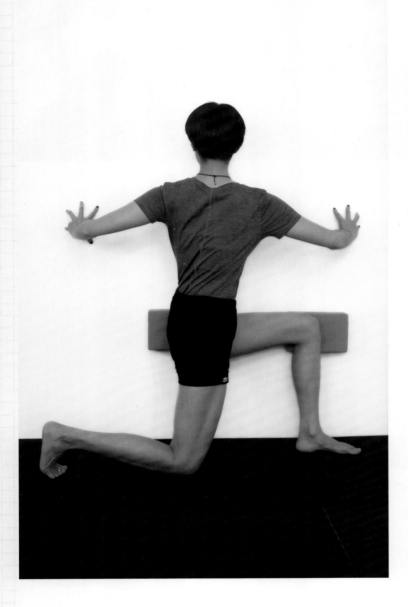

目的：
伸展腰椎，创造腰椎空间。

作用：
腰椎。

理疗：
腰肌劳损、腰疼。

注意：
骨盆稳定，核心肌群激活。

步骤：

1.学生高跪姿，左侧靠墙，髋关节和膝盖顶砖。

2.先将上半身向上延展，创造空间后向左后方扭转，保持呼吸 5~10次。

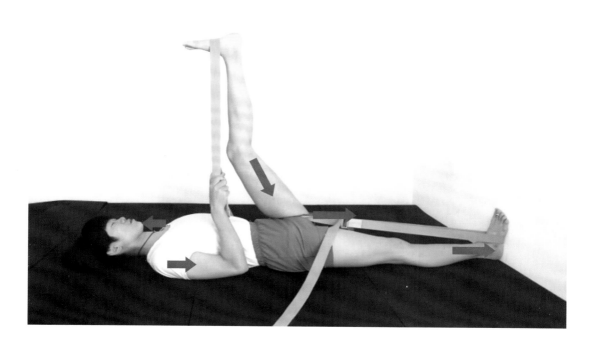

目的：伸展大腿后侧，伸展腰椎，创造腰椎空间。

作用：腰椎。

理疗：腰肌劳损、腰疼、椎间盘突出。

注意：骨盆稳定，膝盖微屈。

步骤：

1.将带子环套学生左侧腹股沟与右侧足弓。

2.右脚蹬墙，使左侧坐骨延展向墙面。

3.伸展带环套左脚足弓，双手将伸展带向下拉，使股骨头更好对位。

4.双手抓伸展带，肩胛骨下沉，胸口上提，保持呼吸 5~10 次。

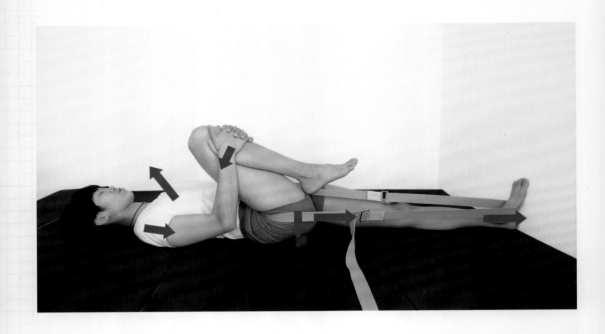

目的：伸展大腿后侧，伸展腰椎，创造腰椎空间。

作用：腰椎。

理疗：腰肌劳损、腰疼、椎间盘突出、腰曲过大、骨盆前倾。

注意：骨盆稳定 ，伸直腿脚跟不能抬起。

步骤：

1.将带子环套学生右侧腹股沟与左侧足弓。

2.左脚蹬墙，使右侧坐骨延展向墙面，同时右侧骨盆压住地面。如果找不到感觉，右臂下
  可以放一个小毛巾卷。

3.双手环抱右侧膝靠近胸部，肩胛骨下沉，胸口上提。如果腹股沟疼痛，可以适当外展，
  避开痛点，保持呼吸 5~10 次。

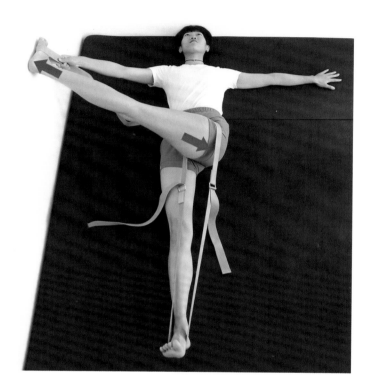

目的：
伸展大腿后侧，伸展腰椎，创造腰椎空间。

作用：
腰椎。

理疗：
腰肌劳损、腰疼、椎间盘突出。

注意：
骨盆稳定，膝盖微屈，脚掌靠墙，维持稳定，更好地感知腰椎空间。

步骤：

1.将带子环套于学生左侧腹股沟与右侧足弓。

2.右脚向远蹬出，使左侧坐骨延展，创造腰椎的空间。

3.左脚足弓蹬伸展带，左膝微屈，大腿根部向后推，使髋关节更好对位。右手握住伸展带，左腿向右，带领腰椎扭转，保持呼吸 5~10 次。

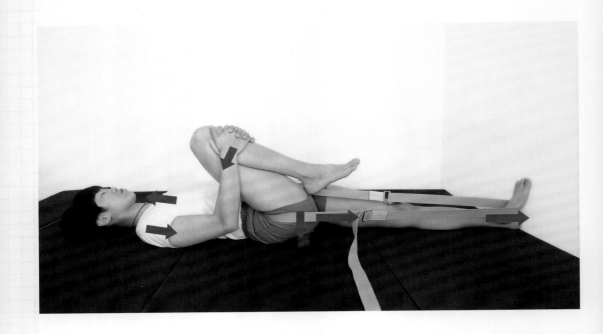

目的：伸展大腿后侧，伸展腰椎，创造腰椎空间。

作用：腰椎。

理疗：腰肌劳损、腰疼、椎间盘突出、腰曲过大、骨盆前倾。

注意：骨盆稳定，伸直腿脚跟不能抬起。

步骤：

1.将带子环套于学生右侧腹股沟与左侧足弓。

2.左脚蹬墙，右侧坐骨延展向墙面，同时右侧骨盆压住地面。如果找不到感觉，可以放一个小毛巾卷。

3.双手环抱右侧膝靠近胸部，肩胛骨下沉，胸口上提。如果腹股沟疼痛，可以适当外展，避开痛点，保持呼吸 5~10 次。

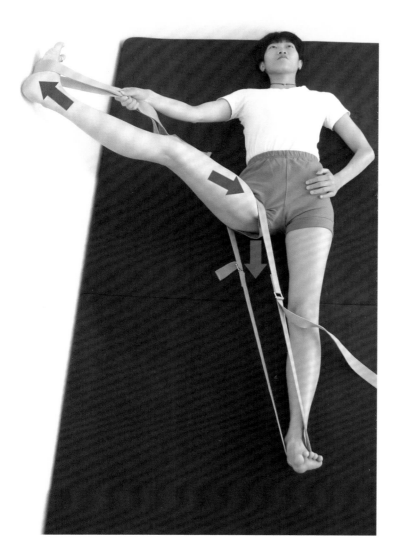

目的:

伸展大腿后侧，伸展腰椎，创造腰椎空间。

作用:

腰椎。

理疗:

腰肌劳损、腰疼、椎间盘突出。

注意:

骨盆稳定，膝盖微屈，靠墙维持稳定，更好地感知腰椎空间。

步骤:

1. 将带子环套于学生右侧腹股沟与左侧足弓。

2. 左脚向远蹬出，右侧坐骨延展，创造腰椎的空间。

3. 右脚足弓蹬伸展带，左膝微屈，大腿根部向后推，使髋关节更好对位。右手握住伸展带，右腿外展靠墙，保持呼吸 5~10 次。

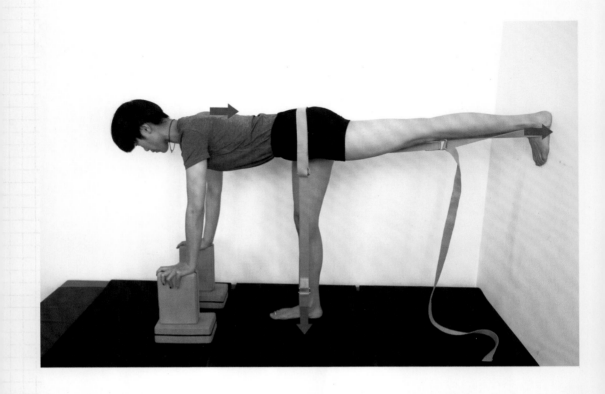

目的：伸展大腿后侧，建立核心力量，伸展腰椎，创造腰椎空间。

作用：腰椎。

理疗：腰肌劳损、腰疼、椎间盘突出。

注意：骨盆水平，膝盖微屈，蹬墙维持稳定，更好地感知腰椎空间。

步骤：

1.将带子环套于学生右侧腹股沟与左侧足弓。

2.左脚向后蹬墙，使右侧坐骨向后延展，胸口向前伸展，创造腰椎的空间。

3.将带子环套于骨盆与右脚足弓，膝盖微曲，髋关节更好对位，保持呼吸 5~10 次。

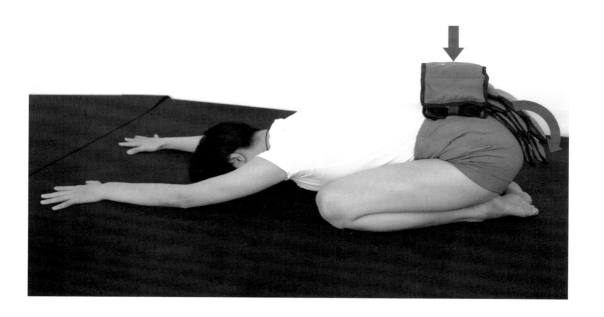

目的：改变骶骨角度，创造腰骶空间。

作用：腰骶。

理疗：腰肌劳损、腰骶疼、椎间盘突出。

注意：学生需要完全放松，重量适度。

步骤：

1.学生进入婴儿式放松，双腿分开与腹部同宽。

2.在骶骨位置压住沙袋，使骶骨向下、向后延展，保持 1~3 分钟。

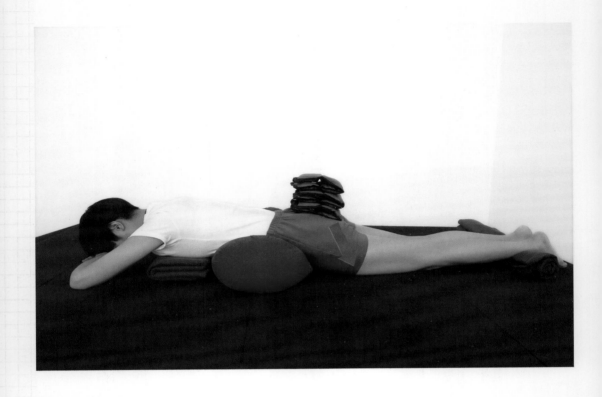

目的：改变骶骨角度，创造腰骶空间。

作用：腰骶。

理疗：腰肌劳损、腰骶疼、椎间盘突出。

注意：学生需要完全放松，重量适度。

步骤：

1.学生俯卧，在脚踝、腹部、胸部用毛毯支撑（如上图）。

2.在骶骨位置压住沙袋，使骶骨向下、向后延展，保持 5 分钟 。

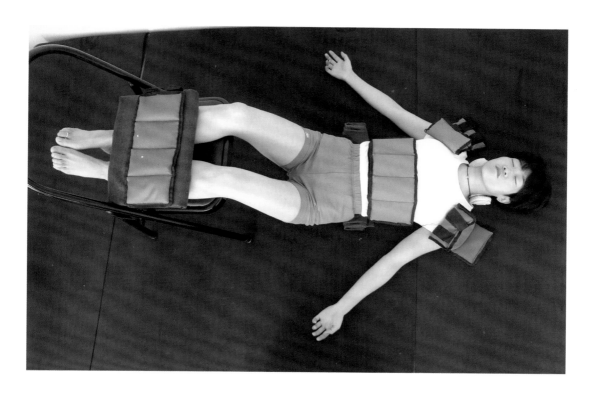

目的：放松情绪，释放腰部压力。

作用：整体。

理疗：腰肌劳损、腰骶疼、椎间盘突出。

注意：学生需要完全放松，重量适度。

步骤：

1.学生俯卧，双腿弯曲，小腿置于凳子上。

2.在胫骨、肋骨、肩膀等位置压上沙袋（如上图），调整呼吸，保持 5~8 分钟。

10

腰椎力量

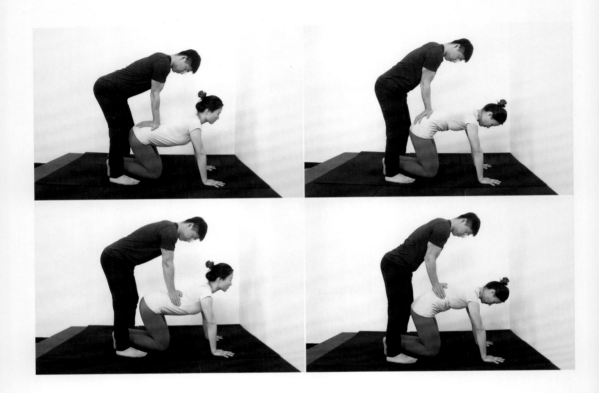

目的：激活核心肌群，释放腰椎后侧空间。

作用：腰椎、核心肌群。

理疗：腰肌劳损、腰骶疼、椎间盘突出。

注意：呼气时核心启动，将腰椎向上拱起，而非胸椎。

步骤：

1.学生猫式准备，骨盆中正。

2.老师双手分别对学生下、中、上腰部向下发力，与学生做抗阻练习，每个部位做
  10~20 次。

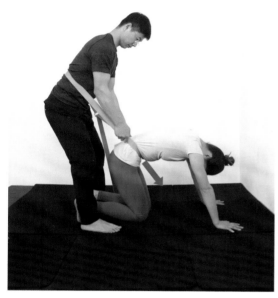 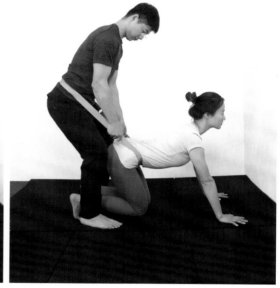

目的：激活核心肌群，建立腰椎曲度。

作用：腰椎、核心。

理疗：腰肌劳损、腰骶疼、椎间盘突出。

注意：呼气时核心启动，将腰椎向下发力而非向前发力。

步骤：

1.学生猫式准备，骨盆中正。

2.老师将伸展带环套于学生腹部，与学生向下做抗阻练习，每个部位 10~20 次。

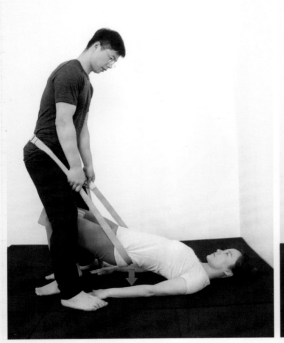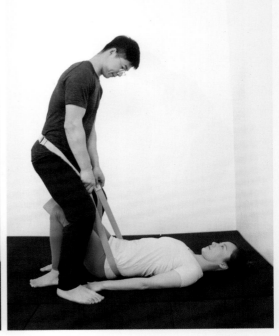

目的：激活核心肌群,释放腰椎后侧空间,收肋骨。

作用：腰椎、核心肌群。

理疗：腰肌劳损、腰骶疼、椎间盘突出。

注意：骨盆一定要中正,呼气时核心启动,注意观察腰围缩小。

步骤：

1.仰卧桥式,带子环套于学生腰骶部位。

2.老师上提伸展带,与学生向下做抗阻练习,每个部位 10~20 次。

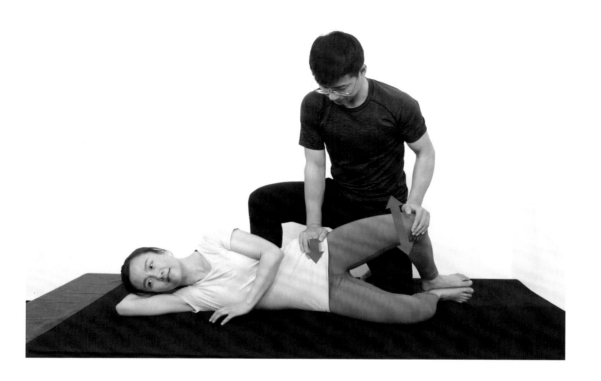

目的：缩小骨盆，创造骶髂空间，强化臀部力量，稳定骨盆。

作用：臀部肌肉，骶髂关节。

理疗：骶髂疼痛，产后腰疼。

注意：右手持续发力下按，左手与动态抗阻。

步骤：

1.学生屈膝、屈髋侧卧。

2.老师右手将髂骨向下固定，左手扶学生上侧膝盖，做外展抗阻练习 8~12 次。

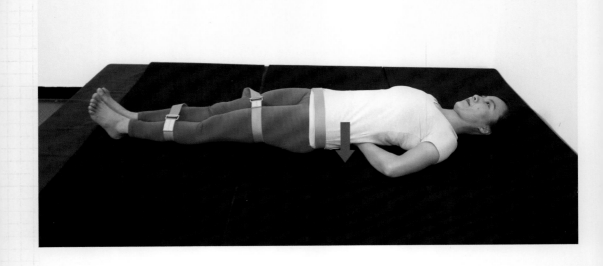

目的：缩小骨盆，创造骶髂空间，强化核心力量。

作用：腰椎、腿部。

理疗：腰椎疼痛、驼背。

注意：在练习中呼气时发 A 音，感受声音带给双腿骨盆的震动。

步骤：

1.学生仰卧，用伸展带将双腿、骨盆固定（不用伸展带也可以）。

2.学生双手交叠置于腰椎下方。

3.学生呼气发 A 音，同时腹部向下压手。

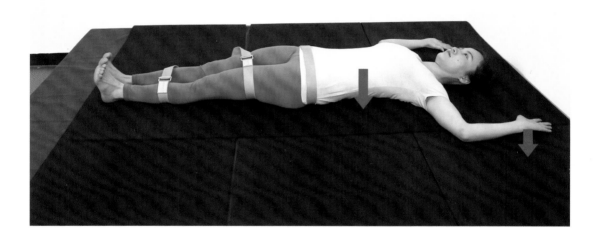

目的：创造腰椎空间,强化核心力量。

作用：腰椎、腿部。

理疗：腰椎疼痛、驼背。

注意：在练习中呼气时发 A 音,感受声音带给双腿骨盆的震动。

步骤：

1.学生仰卧,用伸展带将双腿、骨盆固定(不用伸展带也可以)腰椎压住地面。

2.学生双手臂外展 90°,屈手肘 90°,手背压稳地面,肋骨避免外翻。

3.学生呼气发 A 音,同时腹部向下沉。

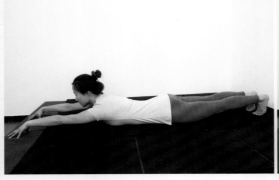 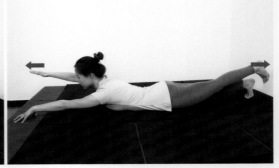

目的：

创造腰椎空间，强化核心力量。

作用：

腰椎、背部。

理疗：

腰椎疼痛、驼背。

注意：

双手双脚不要抬离地面过高。

步骤：

1.俯卧，双手双脚沿着地面无限延展，腹部微微内收。

2.右手左脚保持前后延展的力，然后微微交替向上抬起。

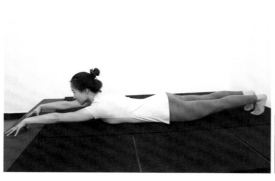 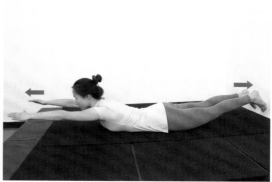

目的：

创造腰椎空间,强化核心力量。

作用：

腰椎、背部。

理疗：

腰椎疼痛、驼背。

注意：

双手双脚不要抬离地面过高。

步骤：

1.俯卧,双手双脚沿着地面无限延展,腹部微微内收。

2.双手双脚保持前后延展的力,然后微微向上抬起。

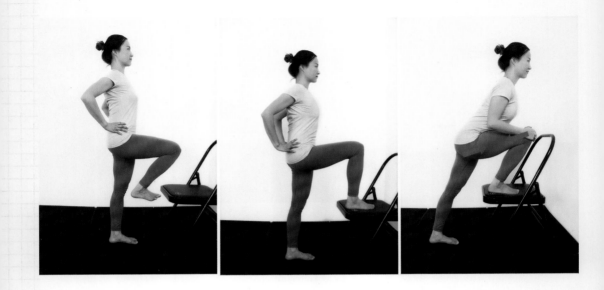

目的：稳定骨盆，建立正确的髋、膝、踝运动模式。

作用：膝、髋关节、腰椎。

理疗：骨盆失稳、产后腰疼、腰椎问题。

注意：骨盆不能后倾，大腿根部肌肉启动。膝关节要高过髋关节。

步骤：

1.微屈双膝，重心移至左脚。

2.保持骨盆稳定，屈右髋、右膝，有感知地用右脚踩住椅子。

3.双手将屈膝腿膝盖向后推送，同时骶髂关节向前推送。

4.屈膝腿坐骨向下沉找脚跟。

5.重心前移至前脚。

目的：
稳定骨盆,强化脚趾力量,启动核心深层次力量。

作用：
核心肌群、腰椎。

理疗：
骨盆失稳、产后腰疼、腰椎问题。

注意：
重心的控制是启动核心关键。

步骤：
1.双腿微屈,重心前移,
　脚趾最大限度发力。
2.双手辅助维持重心。

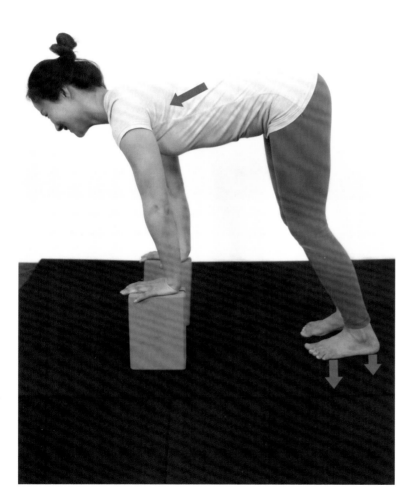

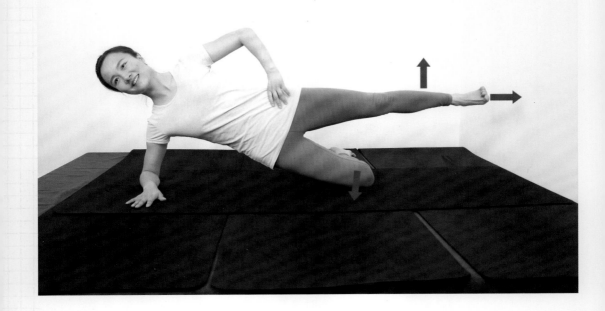

目的：稳定骨盆。

作用：臀部肌肉。

理疗：骨盆失稳、产后腰疼、腰椎问题。

注意：主要练习下侧臀中肌，保持髋关节伸展。

步骤：

1.学生侧卧，屈肘 90°支撑躯干。

2.下方腿屈膝 90°向下推地面，使骨盆离开地面。

3.保持骨盆中正，持续呼吸 5~10 次。

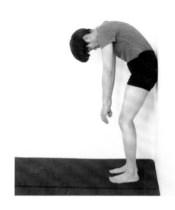 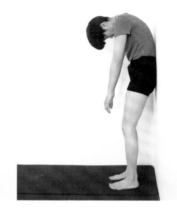 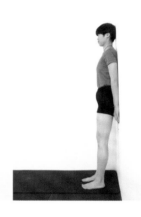

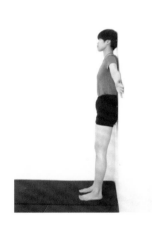 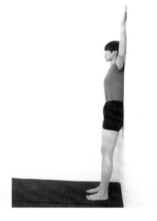

目的：稳定骨盆，维持正确的脊
柱排列次序。

作用：核心肌群、脊柱。

理疗：骨盆失稳、产后腰疼、腰椎
问题、驼背。

注意：
腰椎要贴住墙面，在动作过程中
如果腰椎不能很好地贴住墙面，
需要在此位置反复练习，直到腰
椎很好地贴合墙面才能继续深
入练习。

步骤：

1. 脚跟距离墙面一个脚掌的距离（越近强度越大，
   越远越容易）双腿微屈，上半身卷动。
2. 让骶骨、腰椎、胸椎、肩膀、后脑勺依次贴合墙
   面。
3. 如果可以，在维持腰椎贴合墙面的前提下，将手
   臂、手背、身体贴合墙面，做外展练习 5~10 次。

胸椎理疗

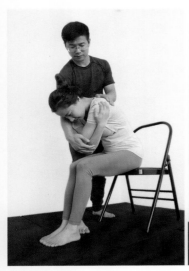 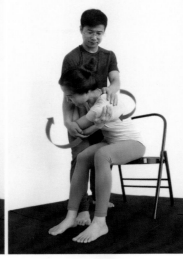 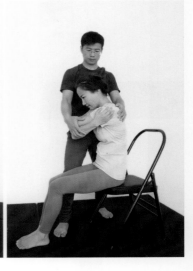

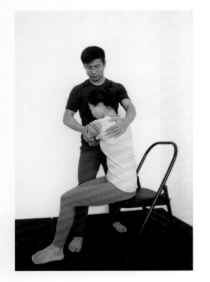

目的：活化胸椎关节以及肩胛骨。

作用：胸椎，肩胛骨。

理疗：胸曲消失，背疼。

注意：学生始终微微驼背。

步骤：

1. 学生双手互抱手肘，老师右手拉住学生肘关节，左手将学生肩胛骨向外推送。

2. 老师分别在学生屈髋 45°与 90°时发力，帮助学生在呼吸时进入扭转。

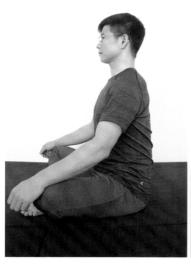 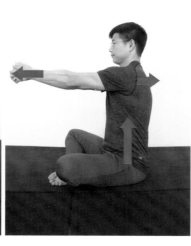

目的：
强化胸椎曲度，伸展上背部。

作用：
胸椎、肩胛骨。

理疗：
胸曲消失，背疼。

注意：
学生始终微微驼背。

步骤：

1. 学生简易盘坐，骨盆中正，腰椎向上延展。
2. 双手十指交扣向前伸展，上背部向后微微拱起。
3. 左手落于左膝，右手置于身体后侧，保持腰椎伸展后背饱满，身体右后方扭转。

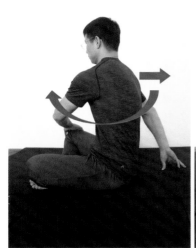 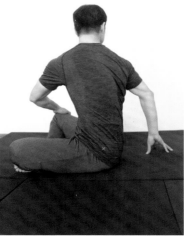

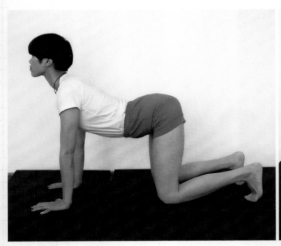 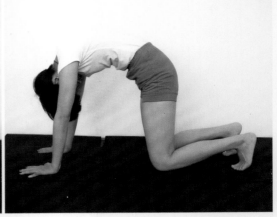

目的：

强化胸椎曲度,伸展上背部,活化胸椎。

作用：

胸椎、肩胛骨。

理疗：

胸曲消失、驼背、背疼。

注意：

脊柱运动配合呼吸逐节进行。

步骤：

1.学生四肢着地准备。

2.呼气背部拱起,眼睛看肚脐。

3.吸气脊柱延展抬头看天花板,动态反复进行 10~20 次。

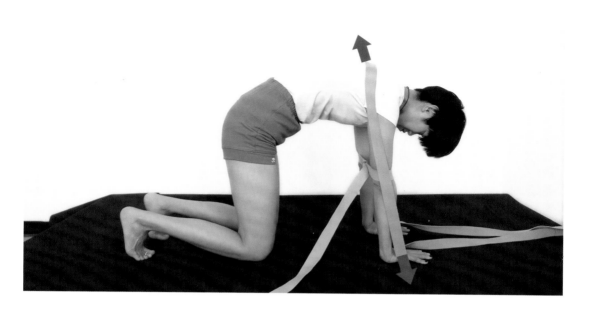

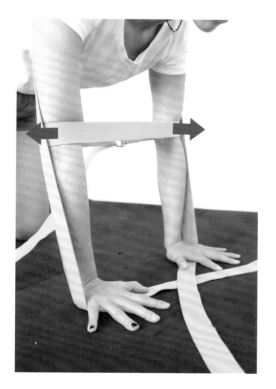

目的：伸展胸椎后侧、上背部肌肉、颈部后
侧肌肉。

作用：胸椎、肩胛骨、颈椎。

理疗：直背、背疼、肩关节疼痛、翼状肩。

注意：可以将伸展带更换成弹力带。

步骤：

1. 伸展带环套于学生肩胛骨中间与双手之间，
   呼气拱背与带子拮抗。

2. 将带子环套于双手手肘，呼气与之相互拮
   抗，保持呼吸 5~10 次。

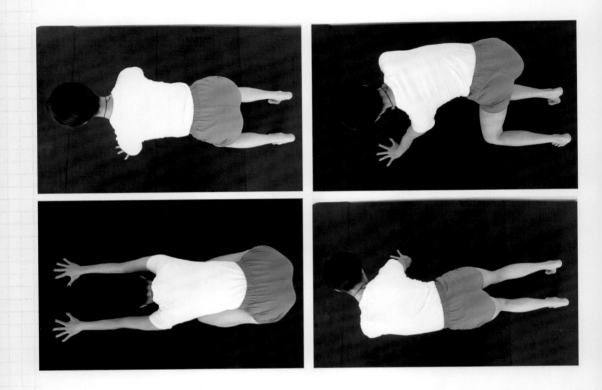

目的：强化胸椎曲度,伸展上背部,活化脊柱。

作用：胸椎、肩胛骨。

理疗：胸曲消失、驼背、背疼、肩关节疼痛。

注意：练习过程中,不流畅一侧重点练习。

步骤：

1.学生四肢着地准备。

2.手脚根基稳定,让胸廓平行地面,顺时针或逆时针画圆。

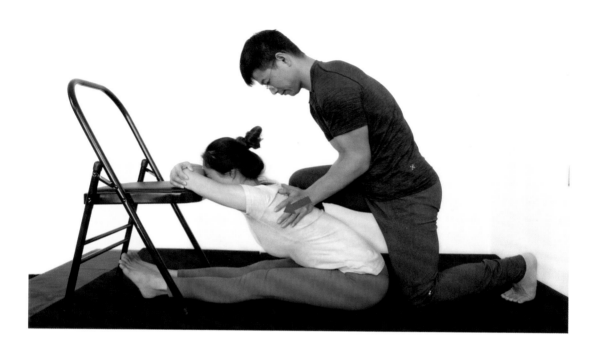

目的：伸展胸椎，伸展肩关节。

作用：胸椎、肩胛骨。

理疗：驼背、背疼、肩关节疼痛。

注意：老师下压时配合学生呼吸。

步骤：

1.学生双手互抱手肘，置于椅子边缘。

2.老师双手将学生背部最高点向前、向下推送，保持 5~10 次呼吸。

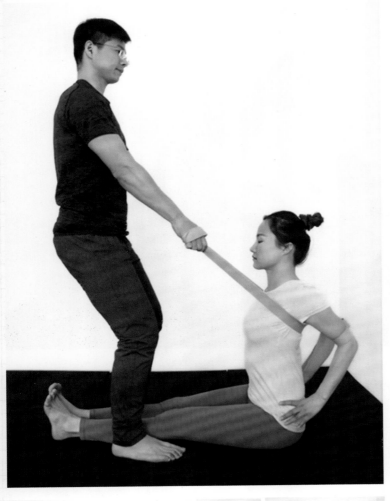

目的：
伸展胸椎，伸展肩关节,创造腰椎空间。

作用：
胸椎、肩胛骨、腰椎。

理疗：
腰痛、驼背、背疼、肩关节疼痛。

注意：
伸展带根据学生不同的情况可选不同的放置。

步骤：
1.老师将带子环套于学生中背部。
2.将带子向斜上方或者前方拉动。
3.学生根据实际情况选择手臂上举或者扶住骨盆，保持 5~10 次呼吸。

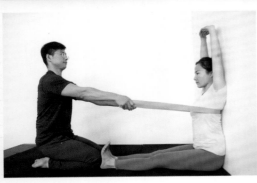

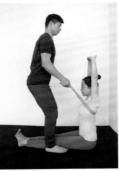

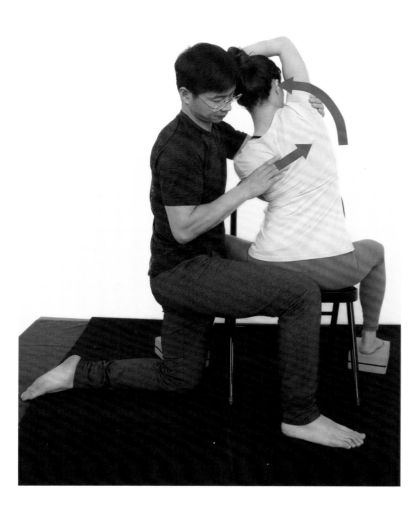

目的：
伸展胸椎，伸展肩关节，伸展单侧肋骨。

作用：
胸椎、肩胛骨。

理疗：
腰痛、驼背、背疼、肩关节疼痛、脊柱侧弯。

注意：
学生骨盆稳定，老师双手协调用力，并且需要在呼气时进行。

步骤：
1. 老师左手将学生右大臂根部向上拉。
2. 右手由上至下将左侧肋骨向前推，保持 5~10 次呼吸。

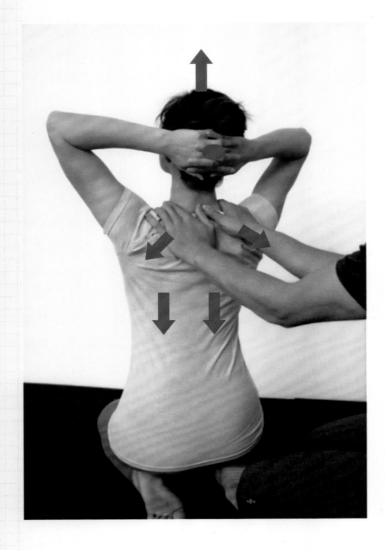

目的：
伸展胸椎，伸展肩关节,强化颈部后侧力量。

作用：
胸椎、肩胛骨、颈椎。

理疗：
驼背、背疼、肩关节疼痛、颈椎疼痛、头前引。

注意：
下颚需要微微抬高 15°。

步骤：
1.学生双手十指交叉置于脑后相互拮抗。
2.百会穴向上顶,肩胛骨下沉。
3.老师双手将学生斜方肌向下、向两侧分开,保持呼吸 5~10 次

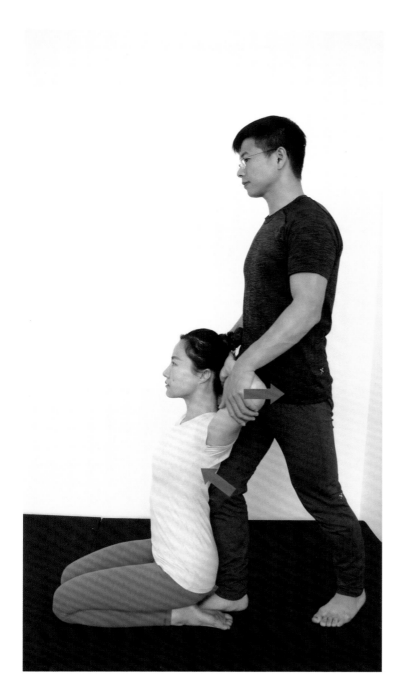

目的：
伸展胸椎、胸部肌肉、肩关节,强化颈部后侧力量。

作用：
胸椎、肩胛骨 、颈椎。

理疗：
驼背、背疼、肩关节疼痛、颈椎疼痛、头前引。

注意：
下颚需要微微抬高 15°,不可用膝盖骨顶学生脊柱。

步骤：
1.学生双手十指交叉置于脑后相互拮抗。
2.百会穴向上顶,肩胛骨下沉。
3.老师大腿抵住学生背部中间,双手将学生手肘向两侧拉伸,保持呼吸5~10 次。

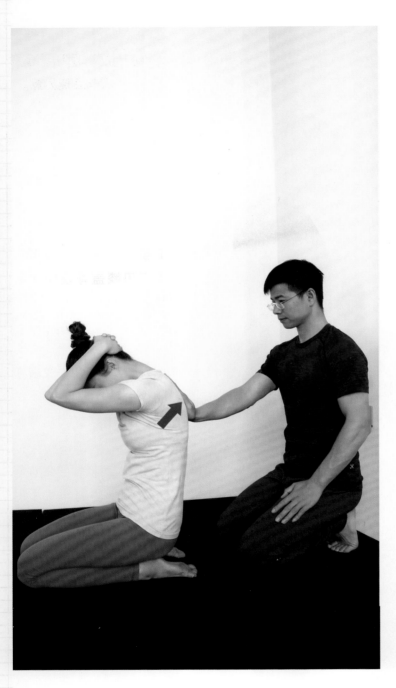

目的：
伸展胸椎后侧、上背部肌肉、颈部后侧肌肉。

作用：
胸椎、肩胛骨、颈椎。

理疗：
直背、背疼、肩关节疼痛、颈椎疼痛。

注意：
禁忌过度将后脑向下拉动。

步骤：
1. 学生双手十指交叉置于脑后。
2. 手肘相互靠近，低头拱背。
3. 老师将手置于学生肩胛骨中间，引导学生将气吸到此处，保持呼吸5~10次。

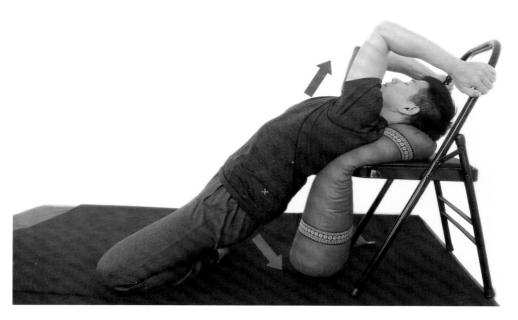

目的：伸展胸椎、胸部肌肉、肩关节。

作用：胸椎、肩胛骨、颈椎。

理疗：驼背，背疼、肩关节疼痛、颈椎疼痛，头前引。

注意：下颚需要微微抬高 15°，后脑下方要有支撑。

步骤：

1.学生双手握住椅子。

2.臀部向地面延展，打开胸腔。

3.可以用伸展带固定手肘，使之略小于肩宽，保持呼吸 5~10 次。

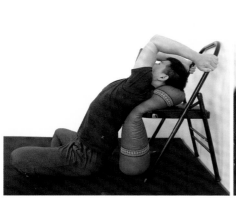
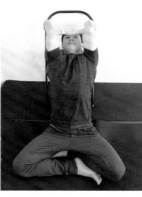

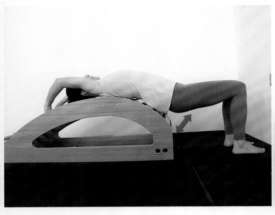 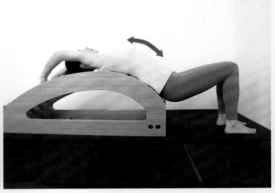

目的：
伸展胸椎、胸部肌肉、肩关节。

作用：
胸椎、肩胛骨 、颈椎。

理疗：
驼背、背疼、肩关节疼痛、颈椎疼痛、头前引。

注意：
配合呼吸动态进行。

步骤：

1.学生双手握住辅助工具。

2.臀部向地面延展，打开胸腔。

3.配合呼吸，动态进行 5~10 次。

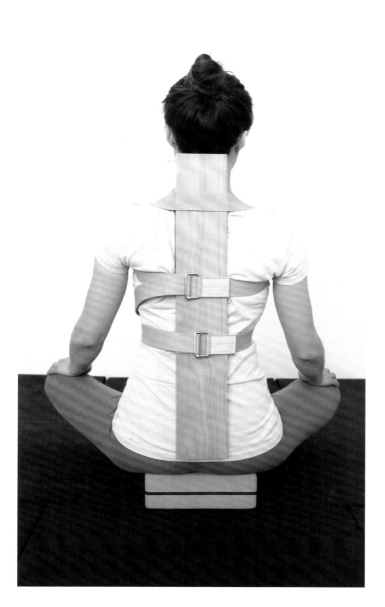

目的：

伸展胸椎、胸部肌肉、肩关节。

作用：

胸椎、肩胛骨、颈椎。

理疗：

驼背、背疼、肩关节疼痛、颈椎疼痛、头前引。

注意：

可以在此动作下，模仿生活演练，例如走路、扫地等练习。

步骤：

1.用伸展带将肩膀向后固定在背部的木板上。

2.用伸展带将肋骨向后固定在木板上。

3.配合呼吸，动态进行 5~10 分钟。

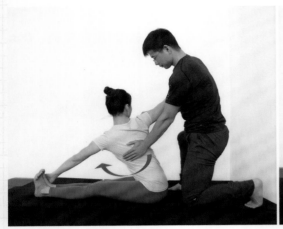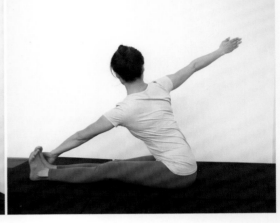

目的：

伸展胸椎、胸部肌肉、肩关节，强化背部力量。

作用：

胸椎、肩胛骨、颈椎。

理疗：

驼背、背疼、肩关节疼痛、颈椎疼痛、头前引。

注意：

骨盆位置稳定，如果出现拱腰情况，可将学生臀部垫高，使双臂在一条直线上。

步骤：

1.学生保持腰椎伸展。左手抓住右脚外侧，注意双脚等长。

2.右手带领脊柱向后扭转。

3.配合呼吸，动态进行 5~10 分钟。

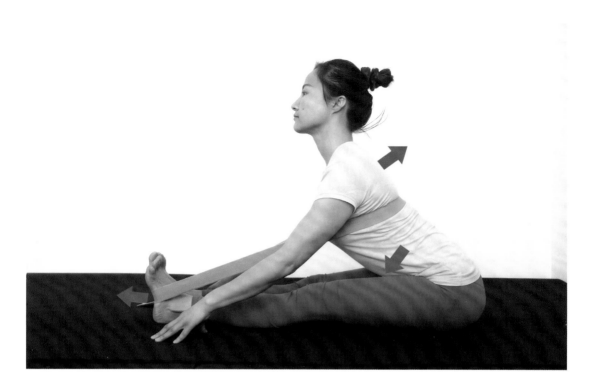

目的：伸展胸椎、大腿后侧，强化背部力量。

作用：胸椎、肩胛骨。

理疗：驼背、背疼、肩关节疼痛、头前引。

注意：双脚通过伸展带子与背部拮抗。

步骤：

1.将伸展带环套于学生双脚和中背部。

2.学生小腹贴近大腿，胸廓远离大腿，保持呼吸 5~10 次。

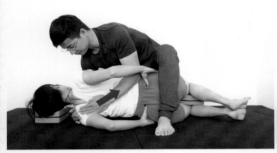
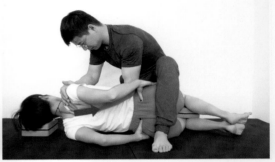

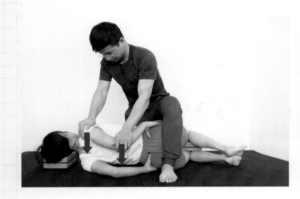

目的：

伸展胸椎。

作用：

胸椎、肩胛骨。

理疗：

驼背、背疼、肩关节疼痛、头前引。

注意：

老师双腿要固定住学生骨盆。

步骤：

1.学生屈膝、屈髋双腿夹砖侧卧。

2.老师将学生肩膀肩胛骨皮肤向后、向下推动。

3.老师将学生肩膀外侧手臂外侧向地面下压,保持呼吸 5~10 次。

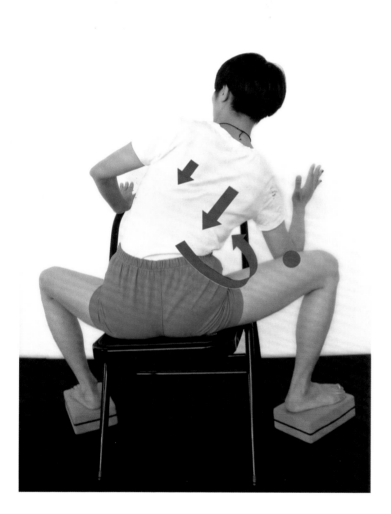

目的：

伸展胸椎，灵活胸椎。

作用：

胸椎、肩胛骨。

理疗：

驼背、背疼、肩关节疼痛、
头前引。

注意：

膝关节高过髋关节，骨盆
保持稳定。

步骤：

1. 学生屈膝、屈髋分腿反
   坐于椅子上。
2. 左手推椅子，右手曲肘
   90°，外侧与大腿内侧拮
   抗，身体向左后方扭转。
3. 肩胛骨下沉，保持呼吸
   5~10 次。

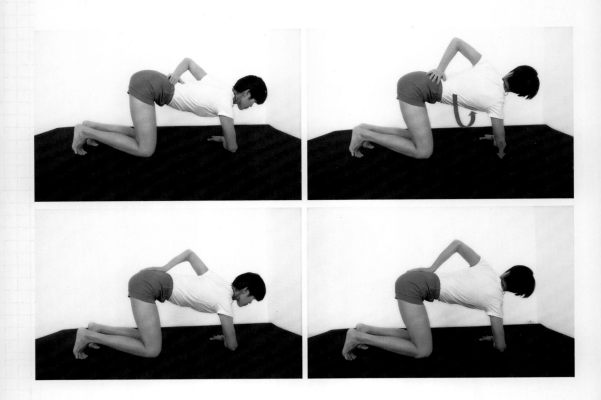

目的：伸展胸椎，灵活胸椎。

作用：胸椎、肩胛骨。

理疗：驼背、背疼、肩关节疼痛、头前引。

注意：骨盆稳定。

步骤：

1.学生左手手背或手掌置于骶骨上方。

2.右手曲肘90°压稳地面向后拉动，左手臂带领躯干向左上方扭转，动态进行5~10次。

肩部活化

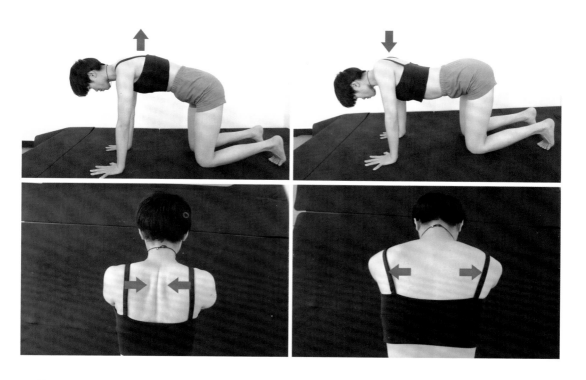

目的：灵活肩胛带、肩关节。

作用：肩关节、肩胛下关节。

理疗：背痛、驼背、直背、肩周炎。

注意：动作全程手臂不可以弯曲，找不到感觉可以在双手肘之间撑伸展带。

步骤：

1.呼气时学生双手推地让后背拱起，肩胛骨远离。

2.吸气时手臂伸直胸椎下沉，肩胛骨相互靠近，动态重复 10~20 次。

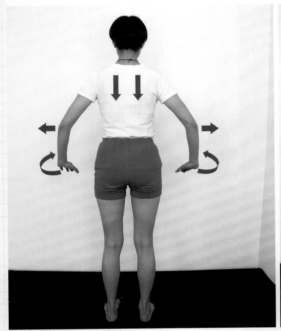
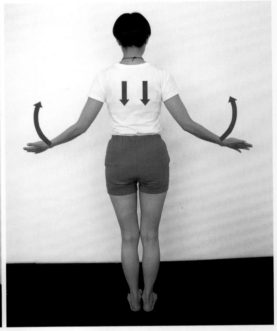

图一   图二

目的：灵活肩胛带、肩关节。

作用：肩关节、肩胛下关节。

理疗：背痛、驼背、直背、肩周炎、颈椎问题。

注意：动作全程手臂不可以伸直，肩胛骨始终下沉。

步骤（如图三至图八所示）：

1.起始位置，肩胛骨下沉，手臂微弯曲，小臂微内旋，掌跟外侧、手肘外侧向外撑。

2.吸气，大臂外旋掌心向上，肩胛骨保持下沉，手臂慢慢外展举过头顶。

3.呼气手臂内旋掌心向外。

4.肩胛骨下沉带领手臂缓慢落下，回到起始位置，动态重复 10~20 次。

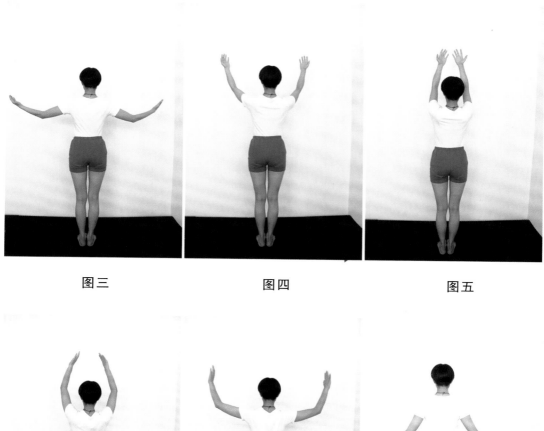

图三   图四   图五

图六   图七   图八

173

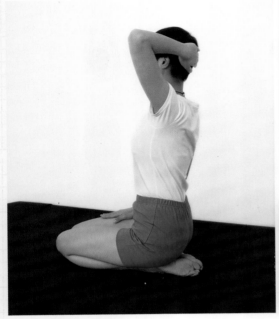
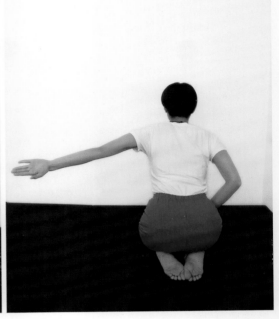

目的:灵活肩胛带、肩关节。

作用:肩关节、肩胛下关节。

理疗:背痛、驼背、直背、肩周炎。

注意:配合呼吸进行，如出现疼痛,可
　　　以缩小活动范围。

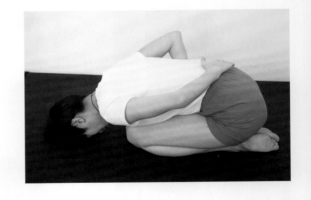

步骤:

1.吸气,学生左手手掌轻触后脑。

2.呼气,左手伸直手肘内收内旋时同时屈髋,手背落于骶骨,额头触地,动态重复 10~20
　　次。

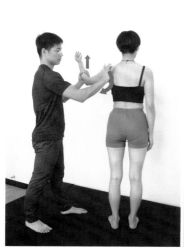
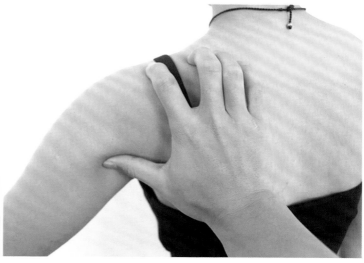

目的：

灵活肩胛带、肩关节，建立正确的肩关节运动模式。

作用：

肩关节、肩胛下关节。

理疗：

背痛、肩周炎。

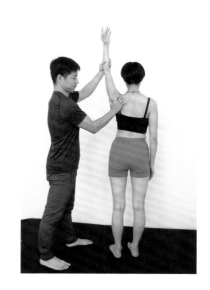

注意：

配合呼吸进行，如出现疼痛，可以缩小活动范围。

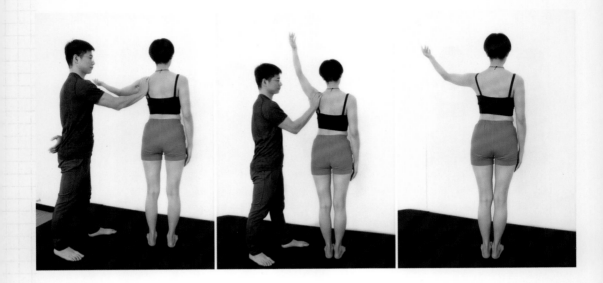

步骤：

1.老师右手四指向下卡住学生肩胛骨,大手指抵住学生大臂内侧,老师左手扶住学生肘
  关节。

2.老师将右手内侧向下,大手指向上推,使学生肩胛骨向左被动上回旋,同时老师左手
  帮助学生大臂外展,动态重复 10~20 次。

3.学生找到感觉后,老师只辅助肩胛骨,让学主动做大臂外展动作。

4.老师不辅助,让学生模仿刚刚的感觉,独立完成动作。

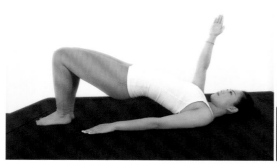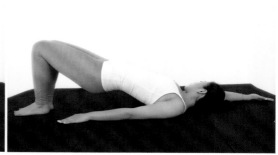

目的：
灵活肩胛带、肩关节。

作用：
肩关节、肩胛下关节。

理疗：
背痛、驼背、直背、肩周炎。

注意：
配合呼吸进行，如出现疼痛，可以缩小活动范围。

步骤：
1.吸气，学生进入桥式，右手举过头顶手背贴地。
2.呼气，头颈转向右侧，动态重复 10~20 次。

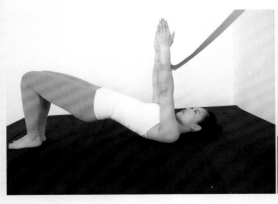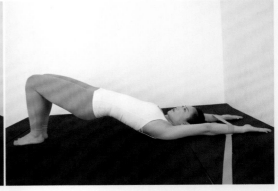

目的：

灵活肩胛带、肩关节。

作用：

肩关节、肩胛下关节。

理疗：

背痛、驼背、直背、肩周炎。

注意：配合呼吸进行，如出现疼痛，可以缩小活动范围。核心稳定，避免肋骨外翻。

步骤：

1.吸气，学生进入桥式，双手掌心相对撑带子。

2.呼气，双手举过头顶手背贴地，动态重复 10~20 次。

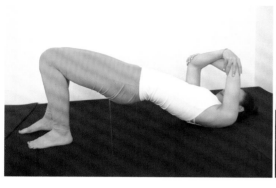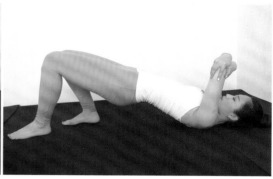

目的：
灵活肩胛带、肩关节。

作用：
肩关节、肩胛下关节。

理疗：
背痛、驼背、直背、肩周炎。

注意：配合呼吸进行,如出现疼痛,可以缩小活动范围。核心稳定,避免肋骨外翻。

步骤：

1.吸气,学生进入桥式,双手环抱肘关节。

2.用肩关节移动,动态重复 10~20 次。

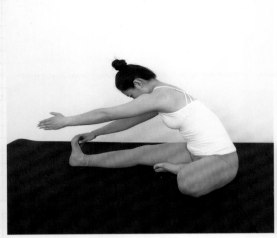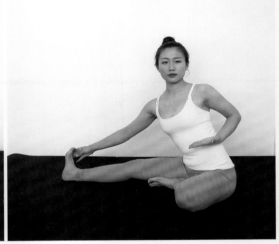

目的：灵活肩胛带、肩关节。

作用：肩关节、肩胛下关节。

理疗：背痛、驼背、直背、肩周炎。

注意：配合呼吸进行，如出现疼痛，可以缩小活动范围。动作过程中，重点感受肩胛骨的
　　　运动。

步骤：

1.学生进入单腿背部伸展式。

2.右手抓住右侧大脚趾。

3.左手向前伸展至极限。

4.左手曲肘向后带领身体左后方扭转，动态重复 10~20 次。

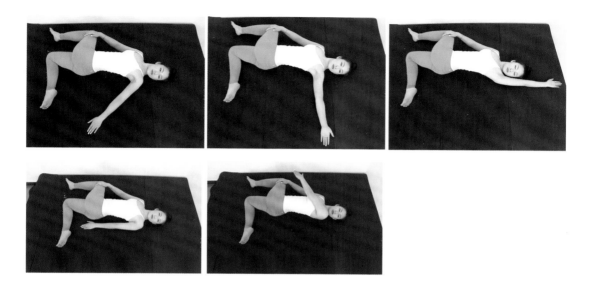

目的：灵活肩胛带、肩关节。

作用：肩关节、肩胛下关节。

理疗：背痛、驼背、直背、肩周炎。

注意：配合呼吸进行，如出现疼痛，可以缩小活动范围。

步骤：

1.学生侧卧右手扶住膝盖。

2.左肩关节最大幅度环绕，动态重复 10~20 次。

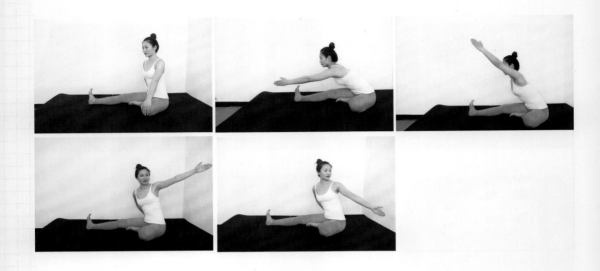

目的：灵活肩胛带、肩关节。

作用：肩关节、肩胛下关节。

理疗：背痛、驼背、直背、肩周炎。

注意：配合呼吸进行,如出现疼痛,可以缩小活动范围。

步骤：

1.学生进入单腿背部伸展式。

2.左肩关节最大幅度环绕,动态重复 10~20 次。

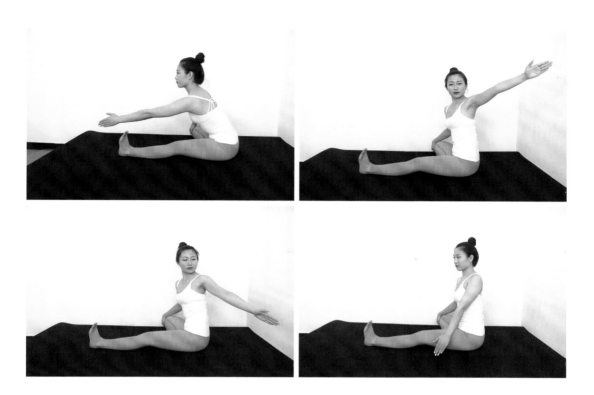

目的：灵活肩胛带、肩关节、颈椎。

作用：肩关节、肩胛下关节、颈椎。

理疗：背痛、驼背、直背、肩周炎、颈椎旋转受限。

注意：配合呼吸进行，如出现疼痛，可以缩小活动范围。动作过程中，重点感受脊柱逐节扭转。

步骤：

1.学生进入简易盘坐式。

2.右手扶住左膝。

3.脊柱由下至上，向左后方扭转。

4.然后在将颈椎向右后方扭转，动态重复 10~20 次。

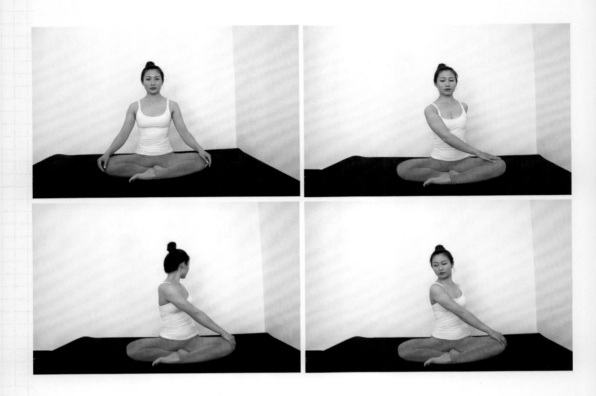

目的：灵活肩胛带、肩关节、颈椎。

作用：肩关节、肩胛下关节、颈椎。

理疗：背痛、驼背、直背、肩周炎、颈椎旋转受限。

注意：配合呼吸进行，如出现疼痛，可以缩小活动范围。动作过程中，重点感受脊柱逐节
　　　扭转。

步骤：

1.学生进入简易盘坐式。

2.右手扶住左膝。

3.脊柱由下至上，向左后方扭转 。

4.然后再将颈椎向右后方扭转，动态重复 10~20 次。

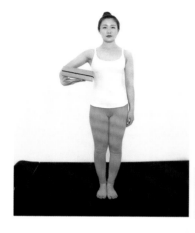 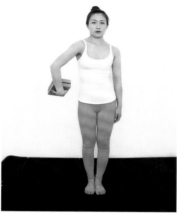 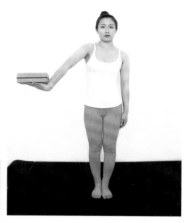

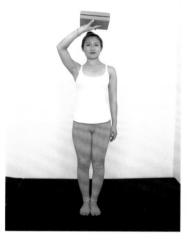 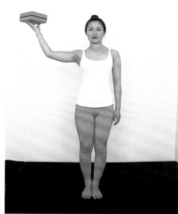

目的：灵活肩胛带、肩关
　　　节、颈椎。

作用：肩关节、肩胛下关
　　　节、颈椎。

理疗：背痛、驼背、直背
　　　肩周炎、颈椎旋转
　　　受限。

注意：配合呼吸进行，如
　　　出现疼痛，可以缩
　　　小活动范围。动作
　　　过程中，保持身体
　　　稳定。

步骤：

1.学生单手持砖。

2.想象砖上有一杯水不能洒掉。

3.肩关节左环绕运动(如上图所示)。

4.正反方向交替进行，动态重复 10~20 次。

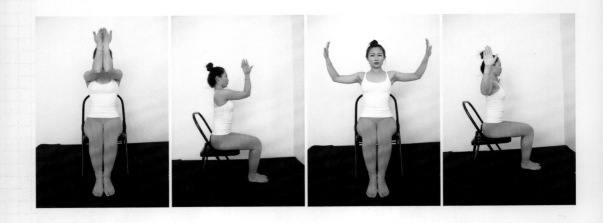

目的：

灵活肩胛带、肩关节。

作用：

肩关节、肩胛下关节。

理疗：

背痛、驼背、直背、肩周炎。

注意：配合呼吸进行，如出现疼痛，可以缩小活动范围。手掌要远离鼻子。

步骤：

1.吸气，学生曲肘 90°，大臂与地面平行。

2.呼气，双手外旋掌心向外手背相触，动态重复 10~20 次。

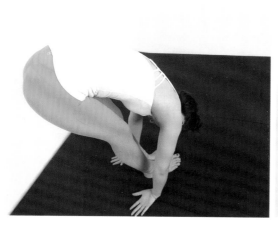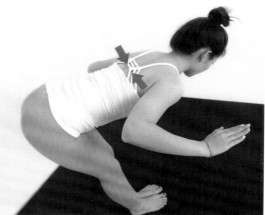

目的：

灵活肩胛带、肩关节。

作用：

肩关节、肩胛下关节。

理疗：

背痛、驼背、直背、肩周炎。

注意：

配合呼吸进行,如出现疼痛,可以缩小活动范围。动作重点在于背部发力,而不是腰部。

步骤：

1.学生进入放松站立前屈。

2.吸气,大臂贴近身体,肩胛骨靠近,手臂成"W"形,同时抬起躯干与地面水平。

3.呼气,双手躯干落下还原,动态重复 10~20 次。

肩部伸展

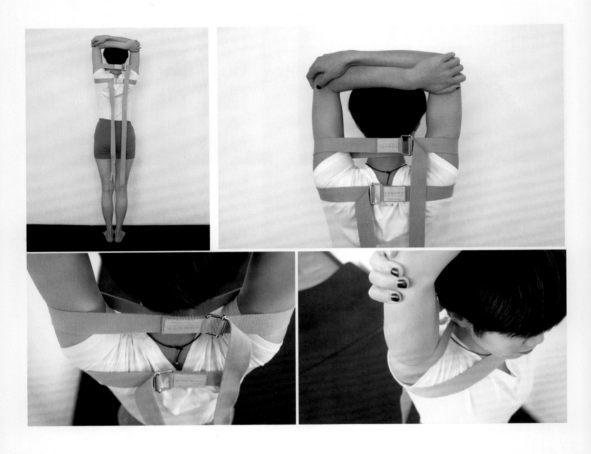

目的：灵活肩胛带、肩关节。

作用：肩关节、肩胛下关节。

理疗：背痛、驼背、肩周炎。

注意：伸展带的使用情况要根据学生的柔软情况。带子铁扣不要接触皮肤，注意带子不
要卡住喉咙。

步骤：1.学生双手举过头顶，互抱手肘。

2.将带子环套于大臂肩关节上方(如上图)。

3.将带子环套于肩胛骨外侧(如上图)，保持 5~10 次呼吸。

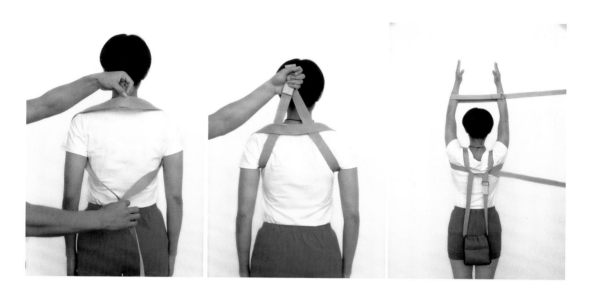

目的：灵活肩胛带、肩关节，强化肩胛下沉力量。

作用：肩关节、肩胛下关节。

理疗：背痛、驼背、肩周炎。

注意：此动作可以模拟生活姿态进行，如走路、上楼梯等。

步骤：

1.学生站立，将伸展带绕过肩膀向下，在带子下端负重使学生肩胛骨下沉（如上图）。在此动作基础上，学生可以做手臂的各种动作，如外展、内收、曲臂等。

2.将手臂举过头顶，微微弯曲，找到肩胛骨远离的力撑带子，保持 5~10 次呼吸。

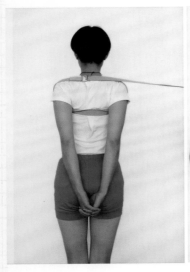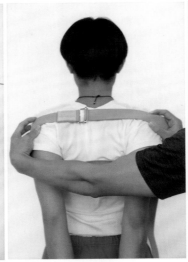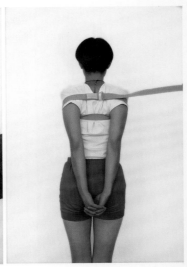

目的：

灵活肩胛带、肩关节。

作用：

肩关节、肩胛下关节。

理疗：

背痛、驼背、肩周炎。

注意：

伸展带的使用情况要根据学生的柔软情况。带子铁扣不要接触皮肤。

步骤：

1.学生双手体后交扣。

2.将带子环套于大臂肩关节上方（如图），保持 5~10 次呼吸。

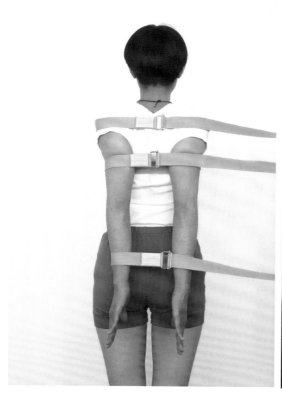 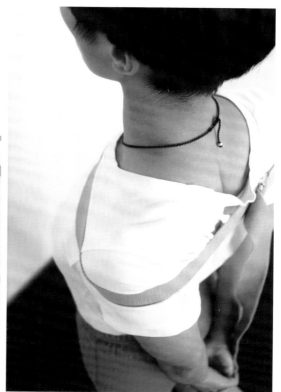

目的：灵活肩胛带、肩关节。

作用：肩关节、肩胛下关节。

理疗：背痛、驼背、肩周炎。

注意：伸展带的使用情况要根据学生的柔软情况。带子铁扣不要接触皮肤。

步骤：

1.将带子环套于大臂肩关节上方、大臂中段(撑带子)、小臂中段 (撑带子) (如上图)，保持 5~10 次呼吸。

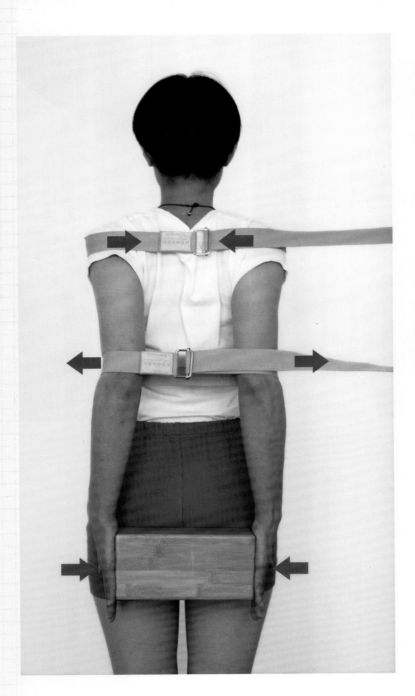

目的：
灵活肩胛带、肩关节。

作用：
肩关节、肩胛下关节。

理疗：
背痛、驼背、肩周炎。

注意：
伸展带的使用情况要根据学生的柔软情况。带子铁扣不要接触皮肤。

步骤：
将带子环套于大臂肩关节上方、大臂中段(撑带子)，双手向内夹砖(如左图)，保持5~10次呼吸。

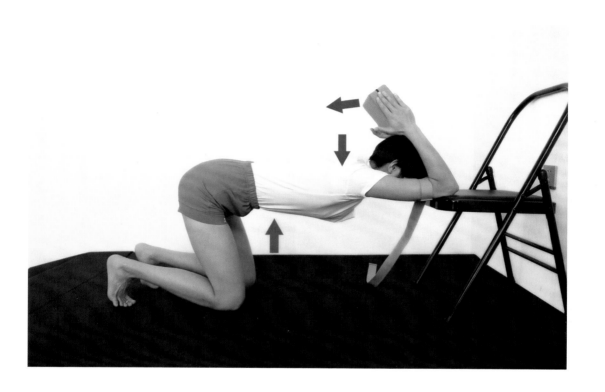

目的：灵活肩胛带、肩关节、胸椎。

作用：肩关节、肩胛下关节。

理疗：背痛、驼背、肩周炎。

注意：伸展带的使用情况要根据学生的柔软情况。带子铁扣不要接触皮肤。核心启动，
　　　避免塌腰,膝盖距离凳子越近,强度越大。

步骤：

1.将带子环套于手肘上方,双手夹砖屈手肘,
　置于椅子。

2.胸椎下沉,感受腋下伸展,保持 5~10 次呼吸。

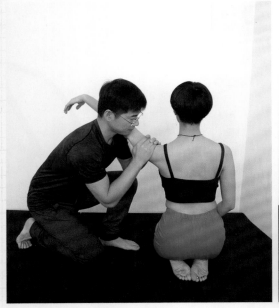 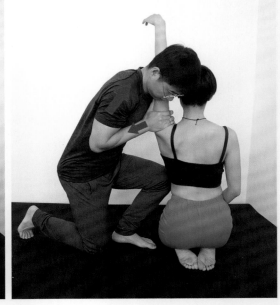

目的：

灵活肩胛带、肩关节。

作用：

肩关节、肩胛下关节。

理疗：

肩周炎。

注意：

老师操作的高度，以学生舒适度为准。

步骤：

1.学生将手臂置于老师肩上(如上图)。

2.老师肩膀上顶，同时双手将学生大臂向外拉动，保持 5~10 次呼吸。

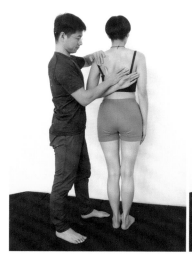 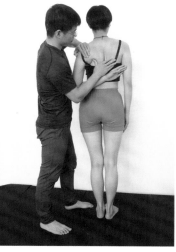 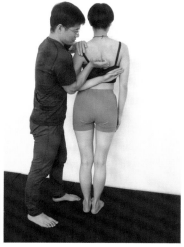

图一　　　　　　　　　图二　　　　　　　　　图三

目的：

灵活肩胛带、肩关节。

作用：

肩关节、肩胛下关节。

理疗：

背痛、颈椎不适、肩周炎。

注意：

学生要有意识地将肩胛骨贴住胸廓。

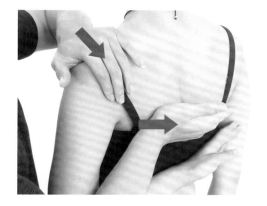

图四

步骤：

1.老师左手将学生肩膀向下推送。

2.老师右手大手指或小鱼际(如图四)将学生肩胛骨下角向内推送,保持 5~10 次呼吸。

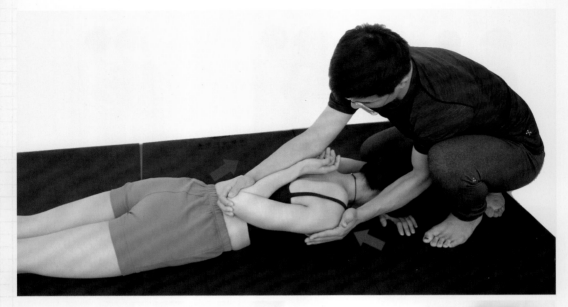

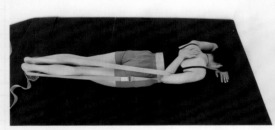 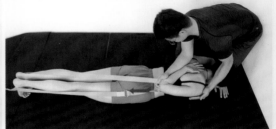

目的：灵活肩胛带、肩关节。

作用：肩关节、肩胛下关节。

理疗：背痛、颈椎不适、肩周炎。

注意：需要缓慢进行，避免拉伤。

步骤：

1.老师左手将学生肩膀向下推送。

2.老师右手将学生肘部向内、向上拉动(如上图)。

3.也可以将伸展带环套于学生足弓与手肘内侧,向下拉动创造肩关节空间,保持 5~10 次呼吸。

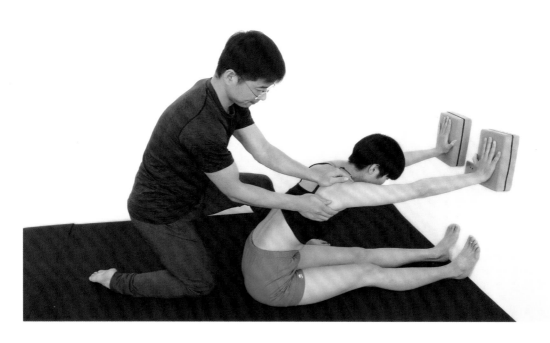

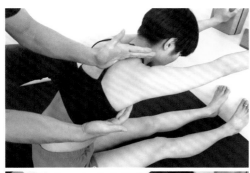

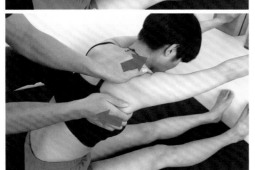

目的：灵活肩胛带、肩关节,伸展肩袖肌群。

作用：肩关节、肩胛下关节。

理疗：背痛、颈椎不适、肩周炎。

注意：需要缓慢进行,避免拉伤。

步骤：

1.学生双手向前推砖至极限位置。

2.老师左手将学生肩胛骨内侧向外推。

3.老师右手将肩胛骨向下、向内推送(如左图),保持 5~10 次呼吸。

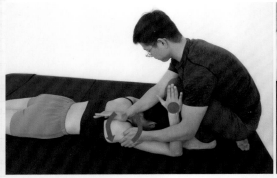

图一

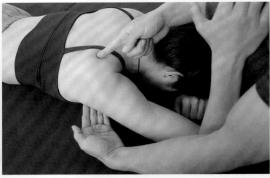

图二

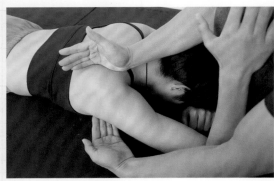

图三

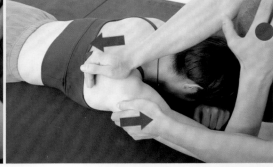

图四

目的：灵活肩胛带、肩关节,强化肩胛骨的上回旋能力。

作用：肩关节、肩胛下关节。

理疗：背痛、颈椎不适、肩周炎。

注意：需要缓慢进行,避免拉伤。

步骤：

1.学生俯卧,大臂举过头顶,曲肘90°。

2.老师用膝关节向外抵住学生手掌,使肩关节保持外旋(如图)。

3.右手小鱼际将学生肩胛骨内缘向下推。

4.左手肩胛骨外缘向上拉,保持5~10次呼吸。

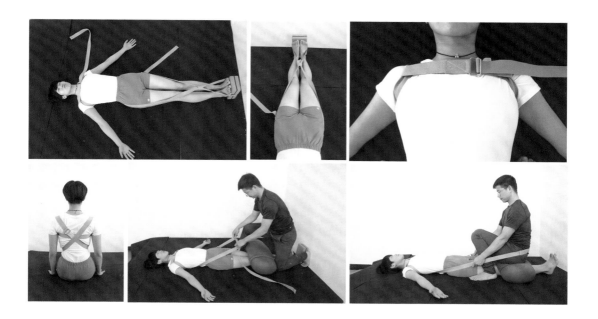

目的：

灵活肩胛带、肩关节,强化肩胛骨下沉能力。

作用：

肩关节、肩胛下关节。

理疗：

驼背、背痛、颈椎不适、肩周炎。

注意：

动作过程中会出现手臂发麻的情况,需要调整带子松紧度。

步骤：

如上图所示,详见视频介绍。

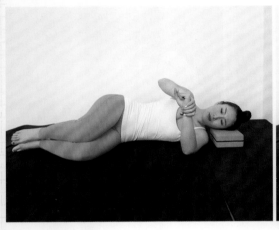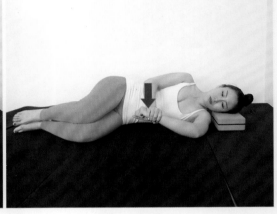

目的：

灵活肩胛带、肩关节，伸展肩袖肌群。

作用：

肩关节。

理疗：

肩周炎。

注意：

需要缓慢进行，避免拉伤。

步骤：

1.学生侧卧，曲肘 90°。

2.学生右手将左手向下压动（如图）。

3 感受肩关节的伸展，保持 5~10 次呼吸。

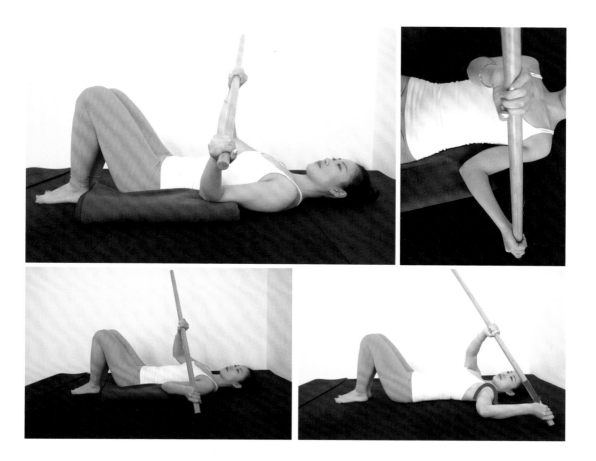

目的：灵活肩胛带、肩关节,伸展肩袖肌群。

作用：肩关节。

理疗：肩周炎。

注意：需要缓慢进行,避免拉伤。

步骤：

1.学生仰卧,双臂外旋抓棍子。

2.学生左手肘靠近身体或者大臂外展 90°(如图)。

3.右手将棍子向左推,使左手靠近地面,强化肩关节外旋能力,保持 5~10 次呼吸。

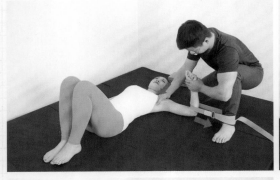
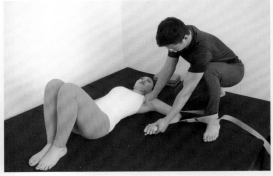

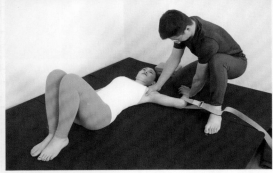

目的：灵活肩胛带、肩关节，伸展肩袖肌群。

作用：肩关节。

理疗：肩周炎。

注意：需要缓慢进行，避免拉伤。

步骤：

1.学生仰卧，肩关节外展，90°屈手肘。

2.将带子环套于学生手肘内侧，老师右手扶住学生肩膀(如图)。

3.同时用小腿将学生手臂向外拉动。

4.左手扶住学生手腕，帮助学生做肩关节内旋外旋动作，保持 5~10 次呼吸。

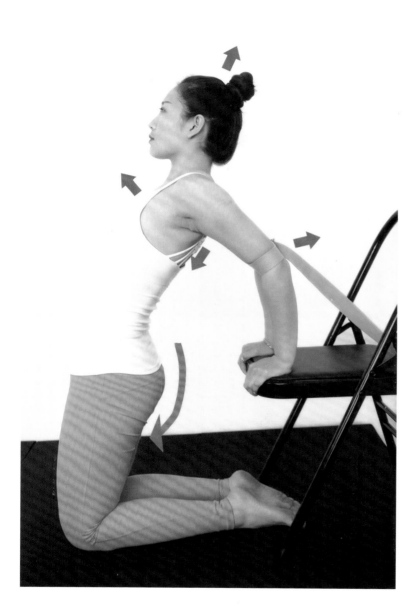

目的：
灵活肩胛带、肩关节，伸展胸椎。

作用：
肩关节、胸椎。

理疗：
驼背、背痛、颈椎病、头牵引、肩周炎。

注意：
需要缓慢进行,避免拉伤。避免肋骨外翻。

步骤：
1.学生双手肘关节撑带子,双手撑椅子。
2.手肘向后,胸口上提（如图），保持 5~10 次呼吸。

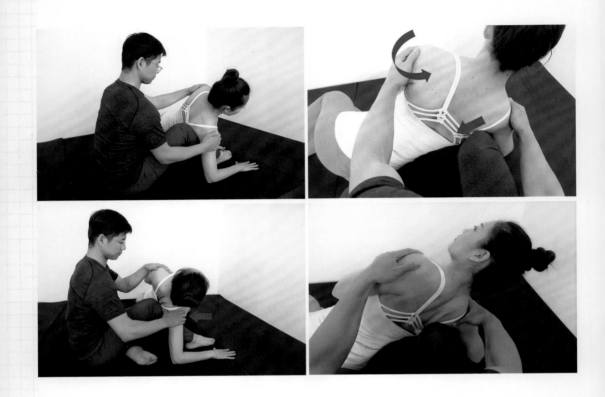

目的：灵活肩胛带、肩关节,强化肩胛骨的上回旋能力。

作用：肩关节、肩胛下关节。

理疗：背痛、颈椎不适、肩周炎。

注意：需要缓慢进行,避免拉伤。

步骤：

1.学生曲肘 90°,以膝盖肘关节为支点侧支撑。

2.老师左手将学生左肩向后拉。

3.老师用小腿胫骨将学生右肩胛骨向后、向下拉动(如图)。

4.右手固定学生右肩,保持 5~10 次呼吸。

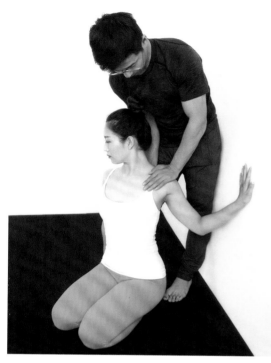 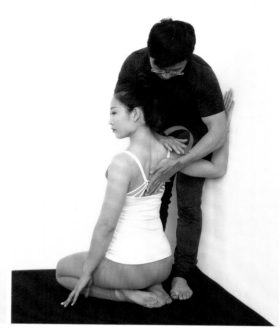

目的：灵活肩胛带、肩关节,伸展胸部肌肉。

作用：肩关节、肩胛下关节。

理疗：背痛、驼背、颈椎不适、肩周炎。

注意：需要缓慢进行,避免拉伤。避免肋外翻。

步骤：

1.学生曲肘 90°,右手扶墙,身体向左侧扭转。

2.老师右手将肩胛骨向下推,左手将肩胛骨下角向内推(如图),保持 5~10 次呼吸。

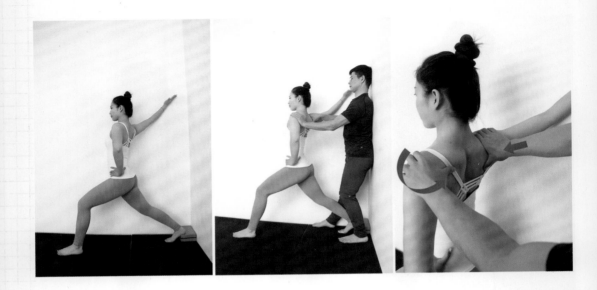

目的：灵活肩胛带、肩关节，伸展胸部肌肉。

作用：肩关节、肩胛下关节。

理疗：背痛、驼背、颈椎不适、肩周炎、呼吸不畅。

注意：需要缓慢进行，避免拉伤。避免肋外翻。

步骤：

1.学生弓步，右手扶墙，曲肘 90°，身体向左侧扭转。

2.老师右手将肩胛骨向下向前推，左手将肩部往回拉（如图），保持 5~10 次呼吸。

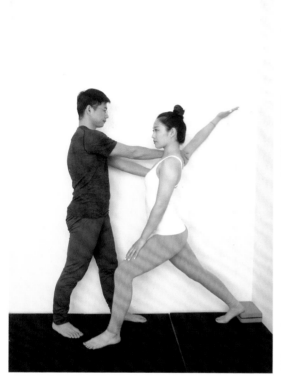
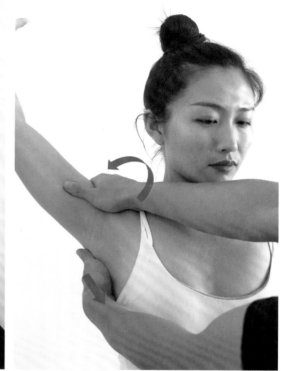

目的：灵活肩胛带、肩关节，伸展胸部肌肉。

作用：肩关节、肩胛下关节。

理疗：背痛、驼背、颈椎不适、肩周炎、呼吸不畅。

注意：需要缓慢进行，避免拉伤。避免肋外翻。

步骤：

1.学生弓步，右手小鱼际贴身体向左侧扭转。

2.老师右手将肩部外旋向前推，左手将学生肩胛骨往回拉（如图），保持5~10次呼吸。

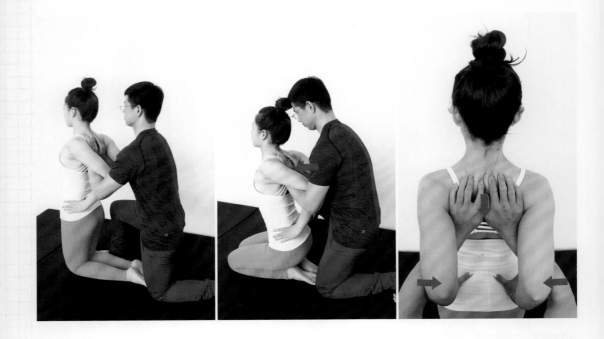

目的：灵活肩胛带、肩关节，伸展胸部肌肉。

作用：肩关节、肩胛下关节。

理疗：背痛、驼背、颈椎不适、肩周炎、呼吸不畅。

注意：需要缓慢进行，避免拉伤，避免肋外翻。

步骤：

1.学生曲手肘，双手扶腰。

2.老师双手从外向内穿过学生手肘，将学生肩胛骨向前推，向下拉，同时将学生手肘向中间收（如图），保持 5~10 次呼吸。

肩部力量

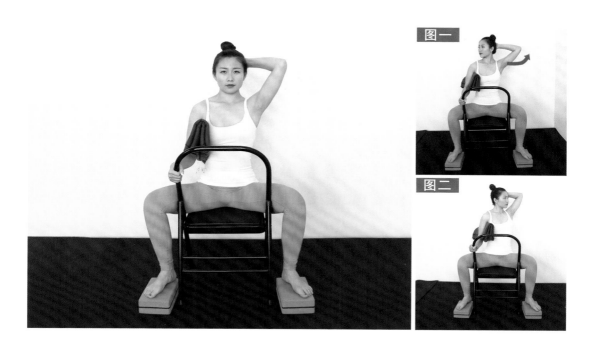

图一

图二

目的：稳定肩胛骨，强化背部力量，强化颈部力量。

作用：肩关节、肩胛下关节。

理疗：背痛、驼背、颈椎不适、肩周炎、翼状肩胛。

注意：需要缓慢进行，避免拉伤。避免肋外翻。

步骤：

1.学生双脚踩砖，保持稳定，膝盖高于髋关节。

2.左手与后脑拮抗，右手扶住椅子，腋窝夹毛毯启动背部力量，保持 5~10 次呼吸。

3.图一，头颈转向右侧同时左手肘向后推，保持 5~10 次呼吸。

4.图二，保持骨盆稳定，脊柱不动，手肘带领胸廓、头颈微微左转，保持 5~10 次呼吸。

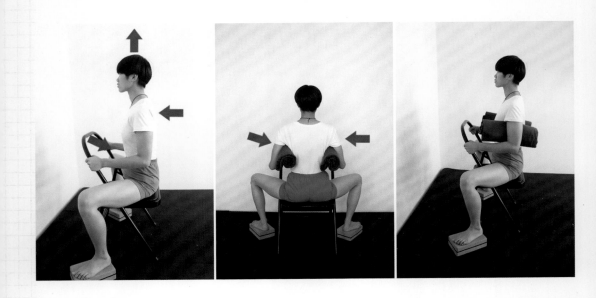

目的：稳定肩胛骨，强化背部力量，强化颈部力量。

作用：肩关节、肩胛下关节。

理疗：背痛、驼背、颈椎不适、肩周炎、翼状肩胛。

注意：不要追求动作幅度。

步骤：

1.学生双脚踩砖，保持稳定，膝盖高于髋关节，脊柱向上延展。

2.肋骨向后推。

3.腋窝夹毛毯，启动背部力量。

4.胸椎向前推，感受肩胛骨贴住胸廓，保持 5~10 次呼吸。

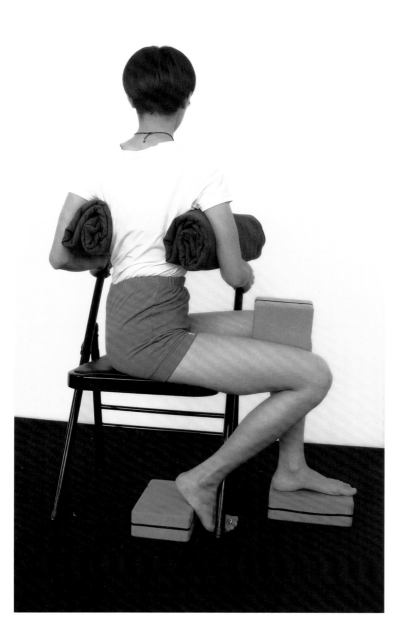

目的：稳定肩胛骨，强化背部力量，强化颈部力量。

作用：肩关节、肩胛下关节。

理疗：背痛、驼背、颈椎不适、肩周炎、翼状肩胛。

注意：不要追求动作幅度。

步骤：

1. 学生左脚踩砖，左膝盖高于髋关节。

2. 右脚勾住椅子，脚跟踩砖，双腿夹砖启动大腿内侧力量。骨盆中正，脊柱竖直。

3. 腋窝夹毛毯，启动背部力量，同时肋骨回收，肩胛骨贴实胸廓。

4. 双手扶住椅子身体向左后方由下向上逐节扭转，保持 5~10 次呼吸。

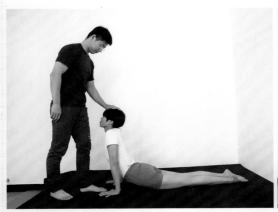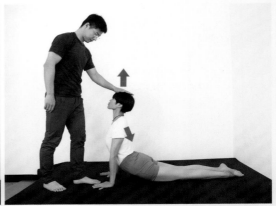

目的：

灵活肩胛带,强化肩胛骨下沉能力,创造颈部空间。

作用：

肩关节、肩胛下关节。

理疗：

背痛、驼背、直背、肩周炎、颈椎病。

注意：

如果出现腰痛,可以曲肘支撑。

步骤：

1.学生进入蛇式,耸肩缩颈。

2.老师左手与学生头顶拮抗,使学生找颈部伸展、肩胛骨下沉的感觉,动态重复 10~20
  次。

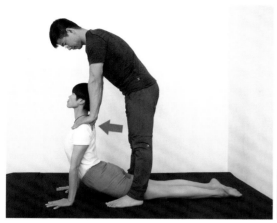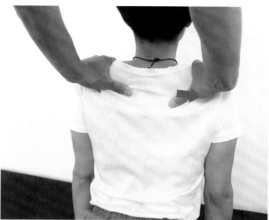

目的：灵活肩胛带，强化肩胛骨下沉，创造颈部空间。

作用：肩关节、肩胛下关节。

理疗：背痛、驼背、直背、肩周炎、颈椎病。

注意：如果出现腰痛，可以曲肘支撑。

步骤：

1.学生进入蛇式。

2.老师将学生肩胛向下推送，同时将肩膀向两侧展开，保持 5~10 次呼吸。

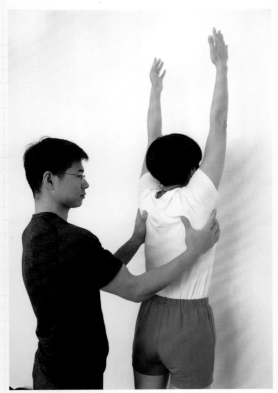
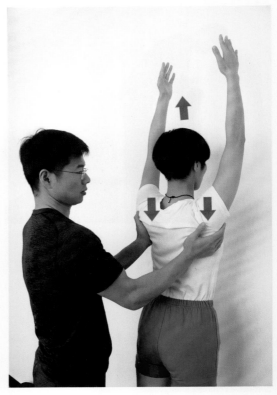

目的：灵活肩胛带,强化肩胛骨下沉,创造颈部空间。

作用：肩关节、肩胛下关节。

理疗：背痛、驼背、直背、肩周炎、颈椎病。

注意：避免肋骨外翻。

步骤：

1.学生双手举过头顶。

2.老师双手将学生肩胛骨向上推送。

3.学生主动将肩胛骨下沉,动态重复 10~20 次。

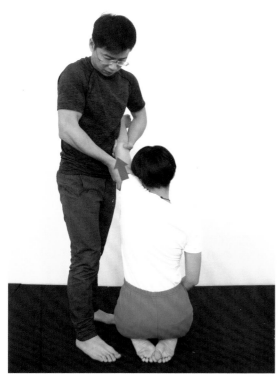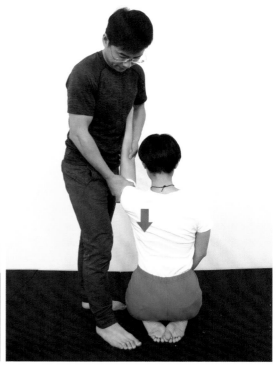

目的：灵活肩胛带,强化肩胛骨下沉,创造颈部空间。

作用：肩关节、肩胛下关节。

理疗：背痛、驼背、直背、肩周炎、颈椎病。

注意：避免肋骨外翻。

步骤：

1.老师双手将学生肩胛骨向上拉动。

2.学生主动将肩胛骨下沉,动态重复 10~20 次。

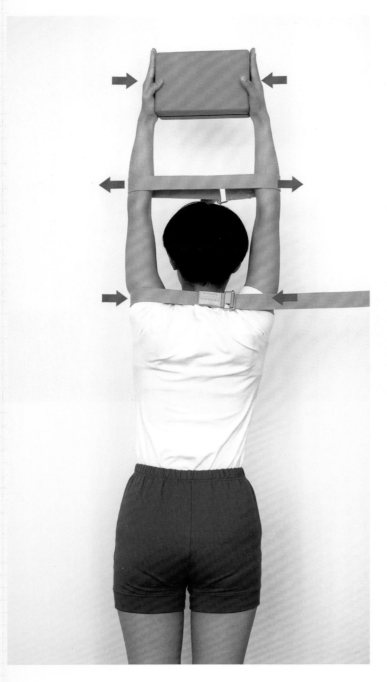

目的：
灵活肩胛带,强化肩胛骨
下沉,创造颈部空间。

作用：
肩关节、肩胛下关节。

理疗：
背痛、驼背、直背、肩周
炎、颈椎病。

注意：
避免肋骨外翻。

步骤：
1.双手夹砖。
2.双手肘撑伸展带。
3.将伸展带固定肩关节,
　强化腋下伸展, 保持
　5~10 次呼吸。

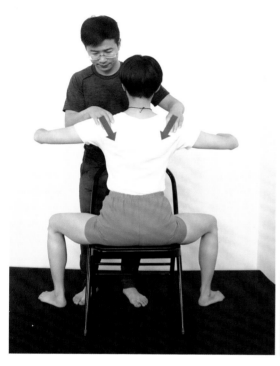 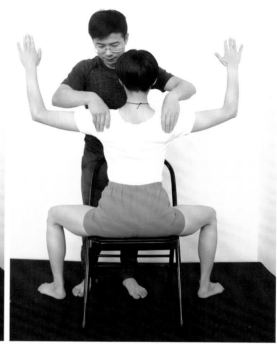

目的：灵活肩胛带，强化肩胛骨下沉，创造颈部空间。

作用：肩关节、肩胛下关节。

理疗：背痛、驼背、直背、肩周炎、颈椎病。

注意：避免肋骨外翻。

步骤：

1.学生双臂外展与地面平行，曲肘90°掌心向下。

2.老师双手将学生肩胛骨向上推送，同时学生肩关节外旋，动态重复10~20次。

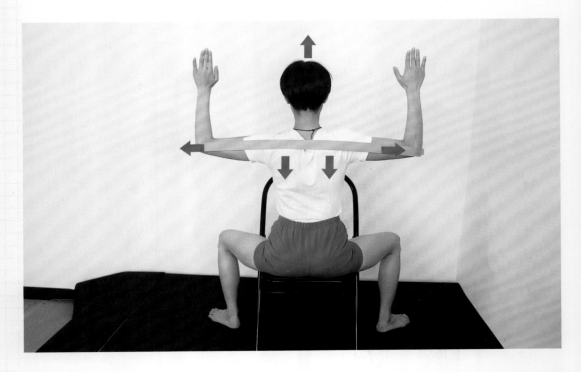

目的：

灵活肩胛带,强化肩胛骨下沉,创造颈部空间。

作用：

肩关节、肩胛下关节。

理疗：

背痛、驼背、直背、肩周炎、颈椎病。

注意：

避免肋骨外翻。

步骤：

1.学生双臂外展与地面平行,曲肘 90°手指向上。

2.双手肘关节向外撑伸展带,寻找肩胛向下沉的感觉,保持 5~10 次呼吸。

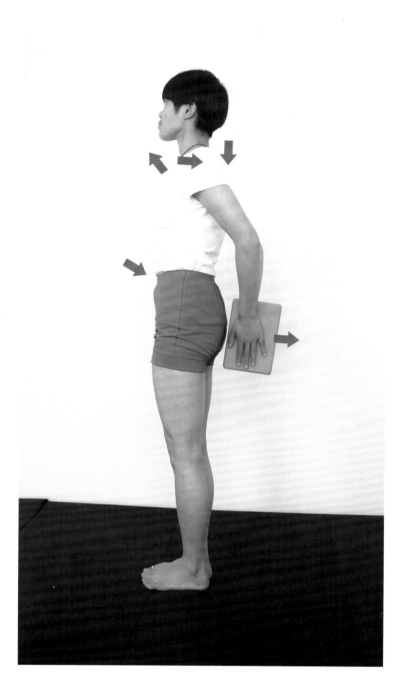

目的：
灵活肩胛带，强化后背力量。

作用：
肩关节。

理疗：
背痛、驼背、肩周炎、颈椎病。

注意：
避免耸肩,扣肩。

步骤：

1.学生曲肘双手体后夹砖,使砖远离身体。
2.肩胛骨下沉 ,胸廓上提,肋骨回收,保持 5~10 次呼吸。

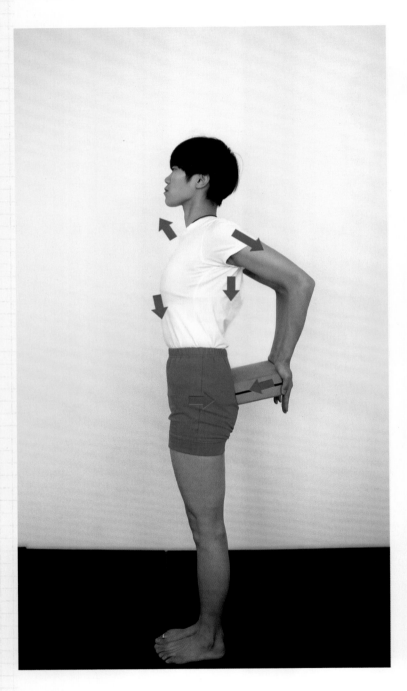

目的：
灵活肩胛带，强化后背
力量。

作用：
肩关节。

理疗：
背痛、驼背、肩周炎、颈
椎病。

注意：
避免肋骨外翻。

步骤：
1.学生曲肘双手体后推
  砖与骶骨相互拮抗。
2.肩胛骨下沉，胸廓上
  提，肋骨回收，保持
  5~10次呼吸。

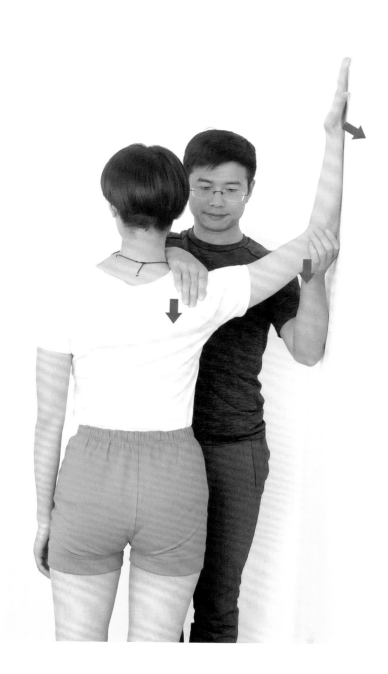

目的：
灵活肩胛带，强化肩胛骨下沉。

作用：
肩关节。

理疗：
背痛、驼背、肩周炎 颈椎病。

注意：
肋骨外翻。

步骤：
1. 学生曲肘手背推墙。
2. 老师将学生肩胛向下推送同时学生手肘与老师左手拮抗，保持 5~10 次呼吸。

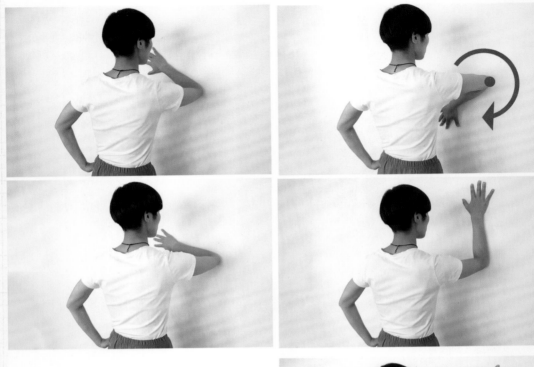

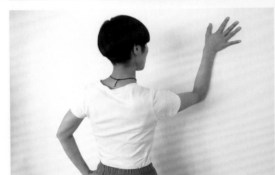

目的：灵活肩胛带、肩关节。

作用：肩关节。

理疗：背痛、驼背、肩周炎、颈椎病。

注意：避免耸肩，重点感知肩胛骨。

步骤：

1.学生曲肘顶住墙。

2.以肘关节为圆心，手指在墙面画半圆，重复

5~10 次。

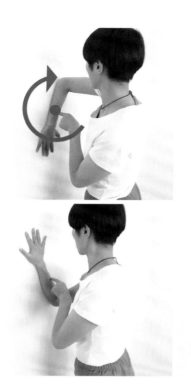 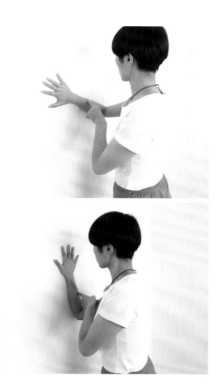

目的：灵活肩胛带，肩关节。

作用：肩关节。

理疗：背痛、驼背、肩周炎、颈椎病。

注意：避免耸肩，重点感知肩胛骨。

步骤：

1.学生曲肘顶住墙。

2.以小臂中点为圆心，手指在墙面画半圆，重复 5~10 次。

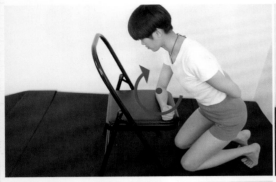 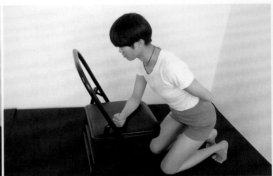

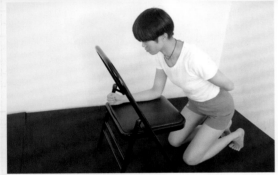

目的：

灵活肩胛带、肩关节。

作用：

肩关节。

理疗：

背痛、驼背、肩周炎、颈椎病。

注意：

避免耸肩扣肩，重点感知肩胛骨。

步骤：

1.学生曲肘顶住椅子。

2.以肘关节为圆心，手指在椅子画半圆，重复 5~10 次。

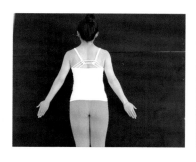
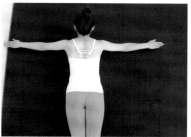

目的：

灵活肩胛带、肩关节,强化后背力量。

作用：

肩关节。

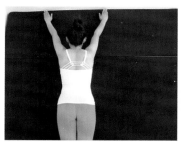
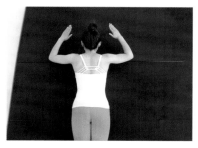

理疗：

背痛、驼背、肩周炎、颈椎病、头前引。

注意：

避免耸肩憋气,肋骨下缘不要离开地面。

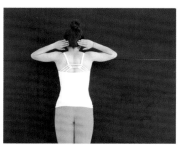
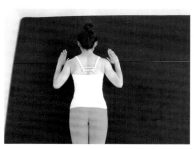

步骤：

学生俯卧上半身离地,双手臂外展（如图）,重复 5~10 次。

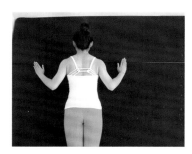
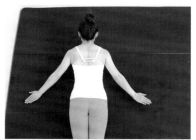

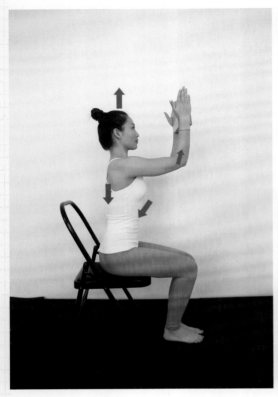 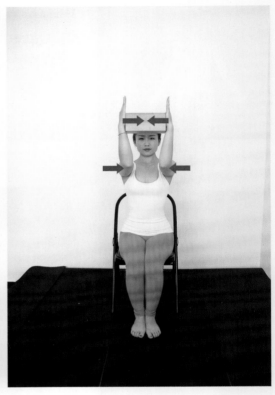

目的：灵活肩胛带,强化肩关节力量。

作用：肩关节、肩胛下关节。

理疗：背痛、驼背、直背、肩周炎。

注意：配合呼吸进行,如出现疼痛,可以缩小活动范围。手掌要远离鼻子。

步骤：

1.吸气,学生曲肘 90°,大臂与地面平行。

2.呼气,夹砖,手肘相互靠近,保持 5~10 个呼吸。

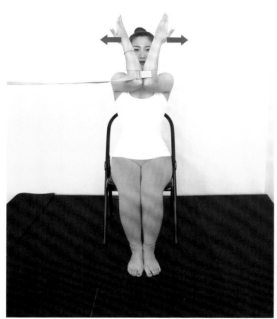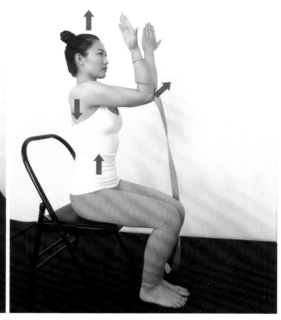

目的：灵活肩胛带,强化肩关节力量。

作用：肩关节、肩胛下关节。

理疗：背痛、驼背、直背、肩周炎。

注意：配合呼吸进行,如出现疼痛,可以缩小活动范围。手掌要远离鼻子,肘关节要向上高于锁骨。

步骤：

1.学生曲肘 90°,大臂与地面平行。

2.伸展带将双肘固定。

3.手臂外旋,手背彼此远离。

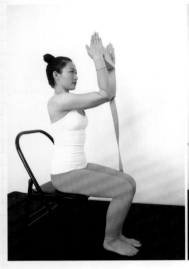 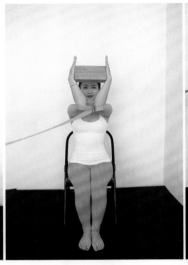 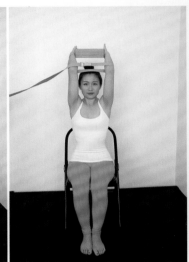

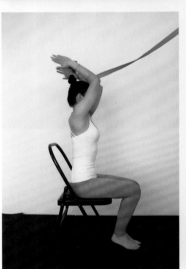

目的：

灵活肩胛带,强化肩关节力量。

作用：

肩关节、肩胛下关节。

理疗：

背痛、驼背、直背、肩周炎。

注意：

配合呼吸进行,如出现疼痛,可以缩小活动范围,手
掌要远离鼻子,手肘高于锁骨。

步骤：

1.学生曲肘 90°,大臂与地面平行,双手夹砖。

2.伸展带将双手手肘靠近。

3.肩关节屈曲,手臂举过头顶,保持 5~10 个呼吸。

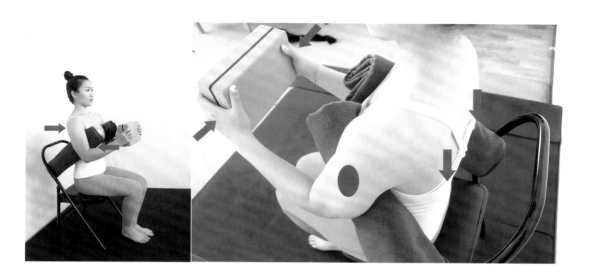

目的:

灵活肩胛带,强化肩关节力量。

作用:

肩关节、肩胛下关节。

理疗:

背痛、驼背、直背、肩周炎、翼状肩胛。

注意:

肋骨向后推,与肩胛骨向前推的力量相互拮抗。

步骤:

1.曲肘,肩胛骨下沉,夹紧毛毯。

2.双手向内推砖,保持 5~10 个呼吸。

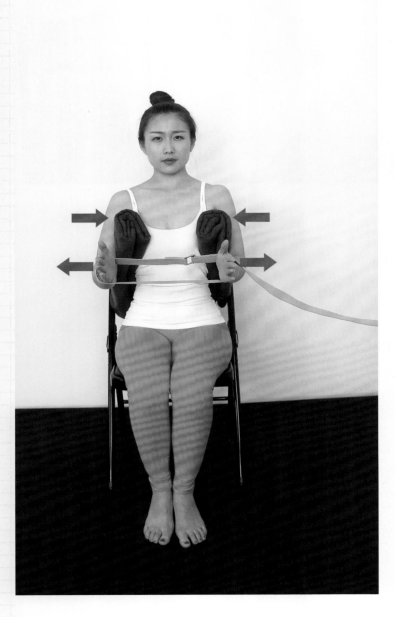

目的：
灵活肩胛带,强化肩关节
力量。

作用：
肩关节、肩胛下关节。

理疗：
背痛、驼背、直背、肩周
炎、翼状肩胛。

注意：
肋骨向后推,与肩胛骨向
前推的力量相互拮抗。

步骤：
1.曲肘,肩胛骨下沉夹紧
　毛毯。
2.双手向外撑伸展带,保
　持 5~10 个呼吸。

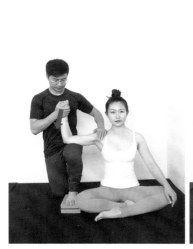 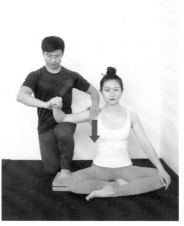 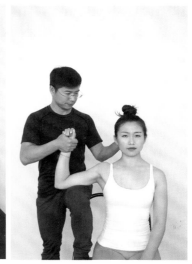

目的：

灵活肩胛带,强化肩关节力量。

作用：

肩关节、肩胛下关节。

理疗：

背痛、驼背、直背、肩周炎。

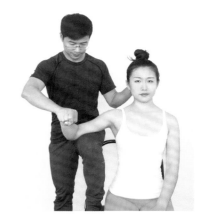

注意：

始终保持肩胛骨下沉。

步骤：

1.学生肩胛骨带动手肘向下压住老师大腿正面。

2.老师左手扶住学生肩膀或与学生后脑相互拮抗。

3.老师右手与学生手腕向前或向后拮抗。每个方向 8~12 次。

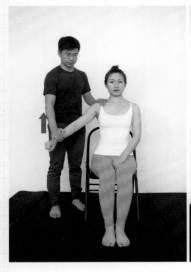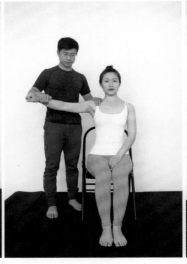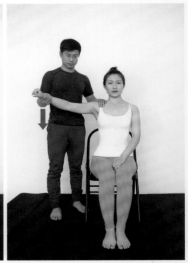

目的：

灵活肩胛带,强化肩关节力量。

作用：

肩关节、肩胛下关节。

理疗：

背痛、驼背、直背、肩周炎。

注意：

始终保持肩胛骨下沉。

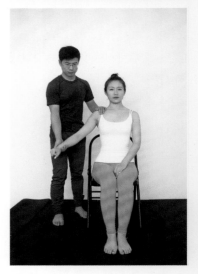

步骤：

1.老师左手扶住学生肩胛骨。

2.右手与学生手臂做外展或内收抗阻练习,每个方向 8~12 次。

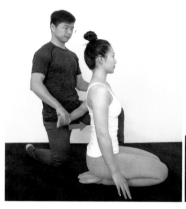 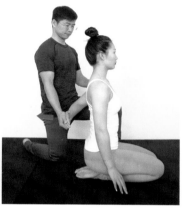 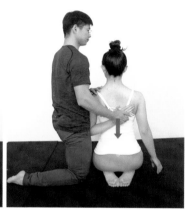

目的：

灵活肩胛带,强化肩关节力量。

作用：

肩关节、肩胛下关节。

理疗：

背痛、驼背、直背、肩周炎。

注意：

始终保持肩胛骨下沉。

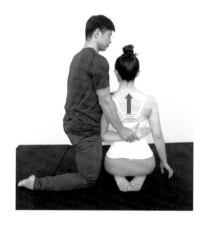

步骤：

1.老师左手扶住学生肩胛骨。

2.右手与学生手臂做上、下 、向后、向前抗阻练习,每个方向 8~12 次。

233

颈椎活化

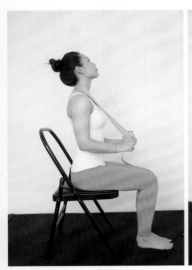 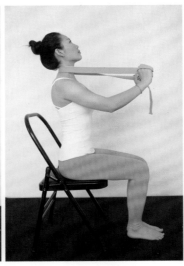 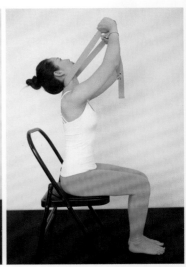

目的：

恢复颈椎曲度。

作用：

颈椎。

理疗：

颈椎强直、仰头受限等颈部问题。

注意：

下颌始终带领颈椎向上再向后延展。

步骤：

1.学生将伸展带分别套于颈部下段、中段、上段。

2.双手分别将带子向下、前、斜上拉动,同时配合呼吸仰头,保持呼吸 5~10 次。

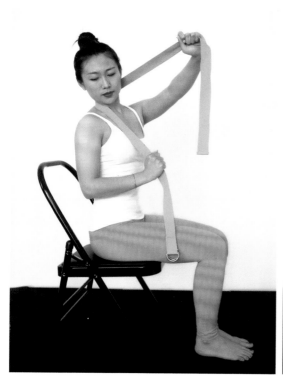 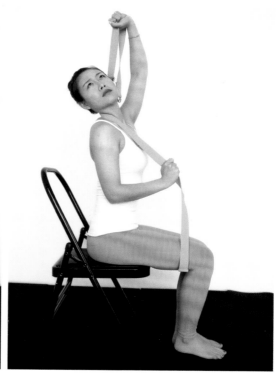

目的：恢复颈椎曲度，增加颈部回旋角度。

作用：颈椎。

理疗：颈椎强直，旋转受限等颈部问题。

注意：肩胛骨保持稳定。

步骤：

1.学生将伸展带置于颈部下端。

2.右手将伸展带向下拉动，左手向下上方拉动伸展带，同时辅助头部做右回旋，保持呼吸 5~10 次。

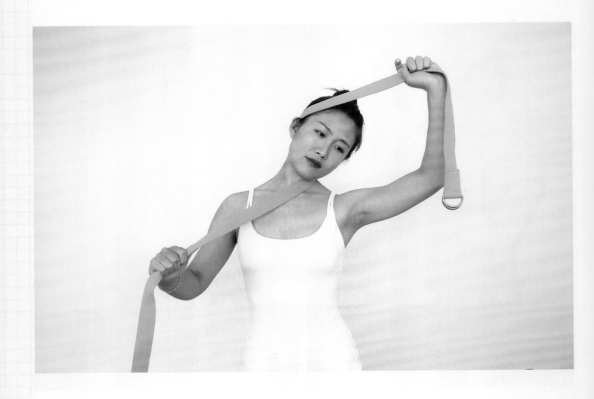

目的：恢复颈椎曲度，增加颈部侧屈角度。

作用：颈椎。

理疗：颈椎强直、旋转受限、侧屈受限等颈部问题。

注意：肩胛骨保持稳定。

步骤：

1.学生将伸展带置于颈部下端。

2.左手向斜下方拉动伸展带，右手将伸展带拉向斜上方，同时侧屈颈部，保持呼吸
  5~10次。

颈椎伸展

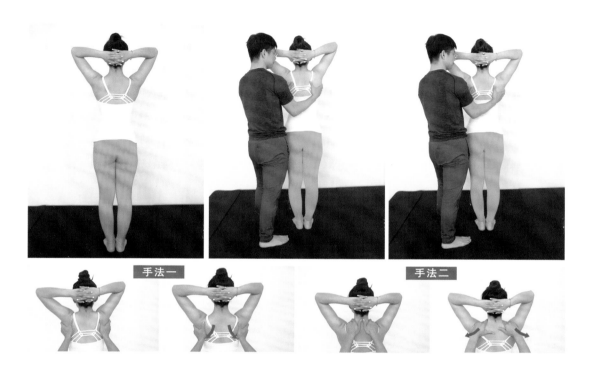

手法一　　　　　手法二

目的：强化颈部力量，创造颈椎空间，强化肩胛骨下沉力量。

作用：颈椎、肩胛骨。

理疗：颈椎强直、颈椎间盘突出、高低肩、驼背。

注意：颈椎伸展与肩胛骨下沉有很大关系，下颌需要微微抬高 15°。

步骤：

1.学生双手十指交叉置于脑后相互拮抗，同时将枕骨向上提拉。

2.百会穴向上顶，肩胛骨下沉。

3.手法一：将学生肩胛骨向上推，使学生主动向下沉，找到肩胛骨向下发力的感觉。

4.手法二：老师双手将学生斜方肌向下、向两侧分开，保持呼吸 5~10 次。

5.在上述基础上可以完成其他动作变体。

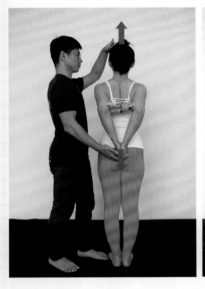
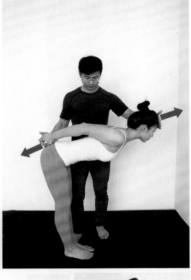

目的：

强化颈部力量，创造颈椎空间，强化肩胛骨下沉力量，伸展胸椎。

作用：

颈椎、肩胛骨。

理疗：

颈椎强直、颈椎间盘突出、高低肩、驼背。

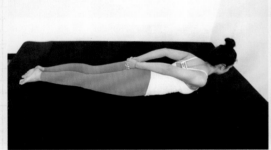
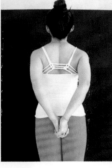

注意：

颈椎伸展与肩胛骨下沉有很大关系，下颌需要微微抬高 15°。

步骤：

1.学生双手十指体后交叉，手肘微微弯曲，大拇指抵住骶骨。

2.百会穴向上顶，小手指手臂带领肩胛骨下沉，与老师手相互拮抗。

3.在上述基础上可以完成其他动作变体。

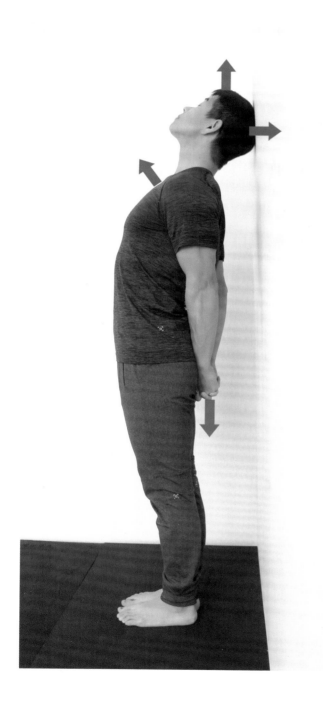

目的：强化颈部力量，创造颈
　　　椎空间，强化肩胛骨下
　　　沉力量，伸展胸椎。

作用：颈椎、肩胛骨。

理疗：颈椎强直、颈椎间盘突
　　　出、高低肩、驼背、头前
　　　引。

注意：手脚距离墙面越远强
　　　度越大，退出动作时，
　　　要先将身体倚靠墙面
　　　之后才能退出体式，不
　　　可以直接靠颈部力量
　　　将身体弹离墙面。

步骤：

1.学生双手十指体后交叉 ，手
　肘微微弯曲，大拇指抵住骶
　骨。

2.百会穴向上顶，小手指手臂
　带领肩胛骨下沉。

3.后脑顶墙，胸口上提，保持
　呼吸 5~10 次。

5.在上述基础上可以完成其他
　动作变体。

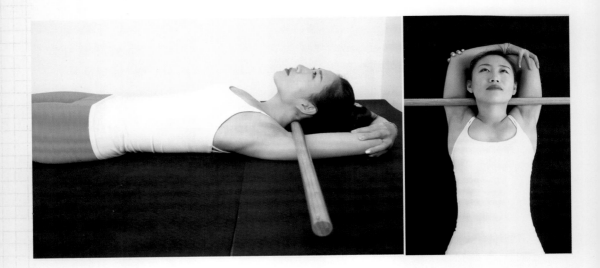

目的：

恢复颈椎曲度,伸展腋窝。

作用：

颈椎、肩胛骨、肩关节。

理疗：

颈椎强直、颈椎间盘突出、驼背。

注意：

根据学生身体情况决定是否使用这个动作,不可勉强。

步骤：

1.学生双手互抱手肘。

2.将棍子置于颈部中段下方、大臂内侧上方,保持呼吸 5~10 次。

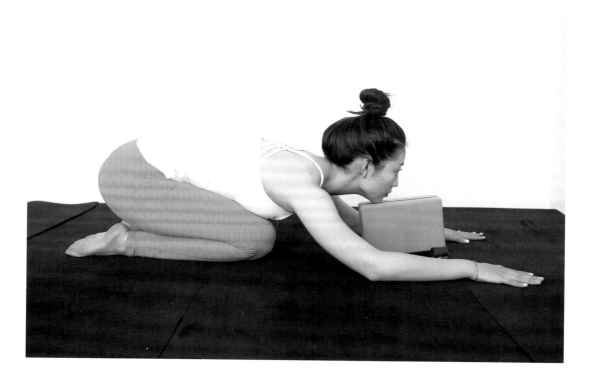

目的：恢复颈椎曲度，伸展颈椎前侧。

作用：颈椎。

理疗：颈椎强直、颈椎间盘突出。

注意：根据学生身体情况决定是否使用这个动作，不可勉强。颈部如有任何不舒适，及时退出体式。

步骤：

1.学生婴儿式准备。

2.将下颌置于木砖上轻轻向后拉动，保持呼吸 5~10 次。

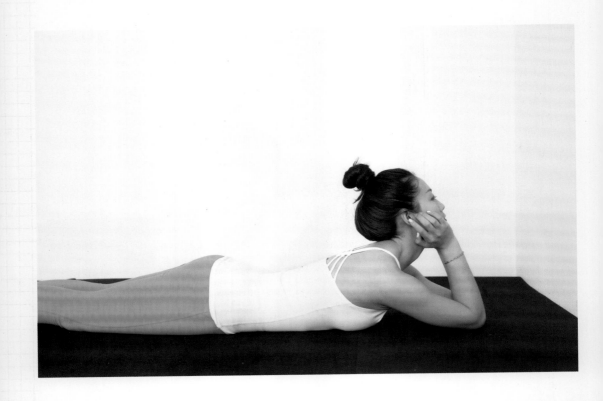

目的：恢复颈椎曲度,伸展颈椎前侧。

作用：颈椎。

理疗：颈椎强直、颈椎间盘突出。

注意：根据学生身体情况决定是否使用这个动作,不可勉强。颈部如有任何不舒适,及
时退出体式。

步骤：

1.学生俯卧,双手撑托下颌。

2.下颌轻轻向后拉动,保持呼吸 5~10 次。

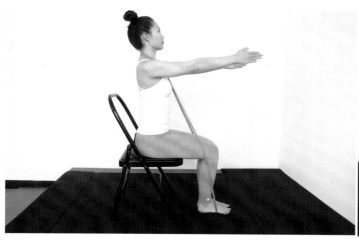 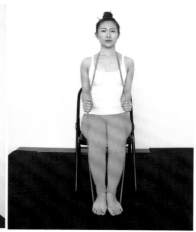

目的：

恢复颈椎曲度,强化颈部力量,维持颈椎稳定。

作用：

颈椎。

理疗：

颈椎失稳,颈椎间盘突出,头前引。

注意：

躯干保持稳定。

步骤：

1.弹力带环套在颈部与足弓下方。

2.身体与弹力带相拮抗,保持呼吸 3~5 分钟。

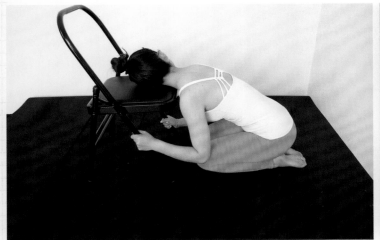 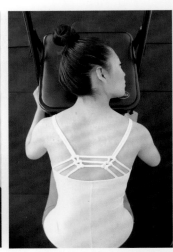

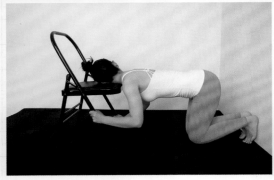 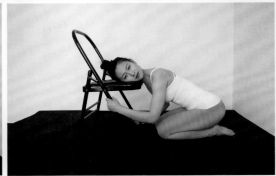

目的：增加颈椎旋转角度。

作用：颈椎。

理疗：颈椎旋转受限。

注意：膝盖距离凳子越远,强度越大。

步骤：

学生跪姿,双手扶住椅子,将耳朵置于凳子,保持呼吸 3~5 分钟。

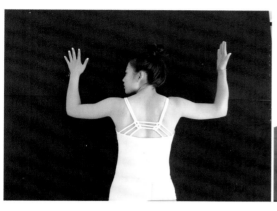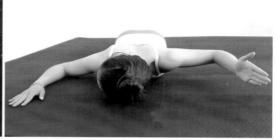

目的：

增加颈椎旋转角度,增加背部力量。

作用：

颈椎、背部。

理疗：

颈椎旋转受限。

注意：

肩胛骨向下沉,避免耸肩。

步骤：

1.学生俯卧(如图),头转向左侧。

2.同时抬起右手,动态进行 10~20 次。

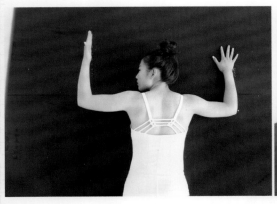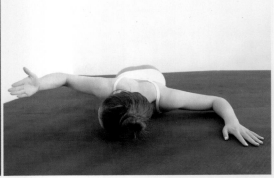

目的:

增加颈椎旋转角度、增加背部力量。

作用:

颈椎、背部。

理疗:

颈椎旋转受限。

注意:

肩胛骨向下沉,避免耸肩。

步骤:

1.学生俯卧(如图),头转向左侧。

2.同时抬起左手,动态进行 10~20 次。

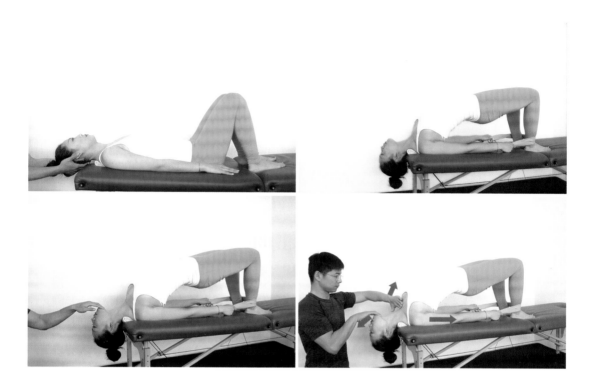

目的：前引颈椎，伸展颈部前侧。

作用：颈椎、肩胛骨。

理疗：颈椎强直、颈椎间盘突出、头前引。

注意：进入牵引时，老师需要托住学生后脑，防止拉伤。

步骤：

1.学生桥式准备。

2.颈部中段垫小毛巾卷，头自然垂下，学生可以轻轻旋转颈部。

3.老师可以将学生下颌向下拉长，同时将胸骨反方向拉长。

颈椎稳定

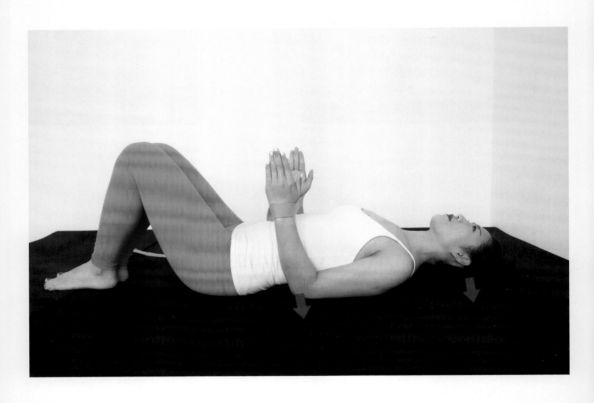

目的：强化颈部力量,创造颈椎空间,强化肩胛骨下沉力量,伸展胸椎。

作用：颈椎、肩胛骨。

理疗：颈椎强直、颈椎间盘突出、高低肩、驼背、头前引。

注意：双腿弯曲骨盆稳定。

步骤：

1.屈手臂90°,贴住身体两侧,向外撑带子。

2.手肘与后脑同时向下推地面。

3.肩胛骨下沉,颈椎后侧上提背部肌肉,保持呼吸 5~10 次。

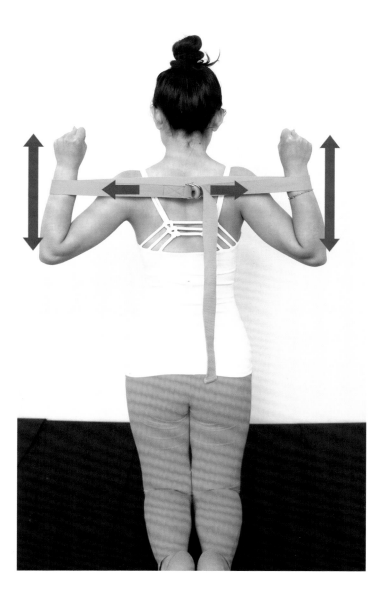

目的：
强化颈部背部力量，创造颈椎空间,伸展胸椎,稳定肩胛骨。

作用：
颈椎、肩胛骨。

理疗：
颈椎强直、颈椎间盘突出、高低肩、驼背、头前引。

注意：
感受肩胛骨靠近胸廓,上下移动,肋骨不可以外翻。

步骤：
1. 屈手臂小于 90°,体后向外撑伸展带。
2. 同时将手臂举过头顶,肩胛骨下沉，反复进行 5~10 次。

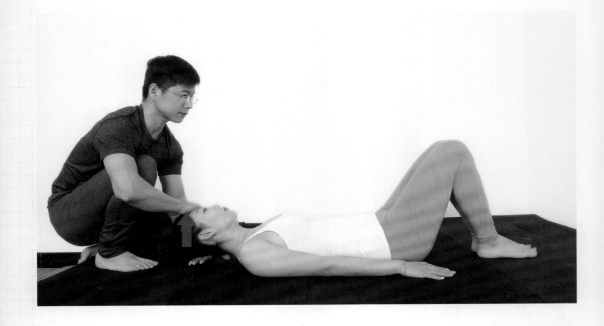

目的:

强化颈部前侧力量,稳定头颈。

作用:

颈椎。

理疗:

颈椎强直、颈椎间盘突出。

注意:

双腿弯曲骨盆稳定。

步骤:

1.学生额头向上与老师手掌拮抗。

2.后脑下方与地面有一手掌的距离,保持呼吸 5~10 次。

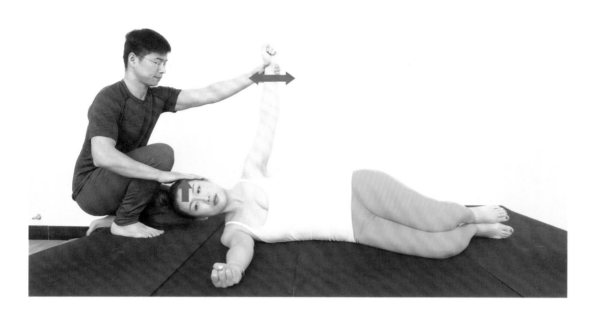

目的：

强化颈部侧面力量,稳定头颈。

作用：

颈椎。

理疗：

颈椎强直,颈椎间盘突出。

注意：

双腿弯曲骨盆稳定。

步骤：

1.学生额头侧面向上与老师手掌拮抗。

2.老师左手摇晃学生手臂增加稳定难度,保持呼吸 5~10 次。

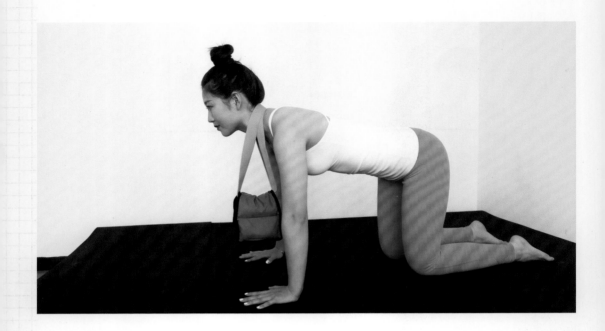

目的：

强化颈部力量,稳定头颈。

作用：

颈椎。

理疗：

颈椎强直、颈椎间盘突出、颈部失稳。

注意：

学生骨盆、肩胛骨要正位。

步骤：

1.将伸展带下端负重,同时晃动。

2.学生用颈部使晃动的负重停止。

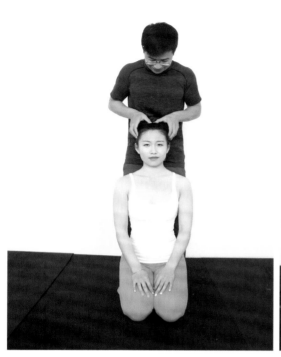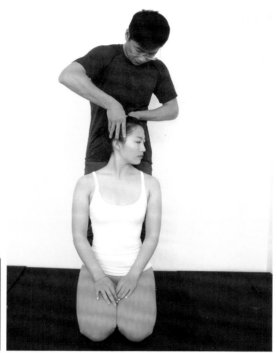

目的：强化颈部运动模式。

作用：颈椎。

理疗：颈部疼痛。

注意：避免头部在扭转过程中出现其他屈曲动作。

步骤：

1.老师双手扶住学生头顶。

2.以大拇指为轴心水平旋转,配合呼吸重复 5~10 次。